# Spagyrik in Balance

## Band 2:
## Hormone in Balance

Roland Lackner
Olivier Stasse

ML VERLAG

Die Autoren Roland Lackner und Olivier Stasse
sind erreichbar unter www.spagyrikinbalance.com

1. Auflage 2015



Druck: Generál Nyomda Kft., H-6727 Szeged



www.ml-buchverlag.de

ISBN: 978-3-945695-06-7

# Inhalt

# Vorwort

Der zweite Band der Reihe Spagyrik in Balance behandelt das Thema Hormone und hormonelle Störungen. Hormonstörungen haben extrem zugenommen im täglichen Praxisalltag. Der Mensch, der aus seinem inneren (hormonellen) und äußeren Gleichgewicht gekommen ist, ist Symbol für eine Gesellschaft, die nicht mehr in Zusammenhängen denken kann, und deshalb stark gefährdet ist, fatalistisches Gedankengut als „normal" zu betrachten. Der Mensch als Einheit von Körper, Geist und Seele wird dann ebenso wenig wahrgenommen wie der Mensch als Teil des kosmischen Ganzen, dessen Handeln Auswirkungen auf die ganze Welt und letztendlich wieder auf sich selbst hat.

In diesem Buch lernen Sie das Hormonsystem als ein sehr empfindliches, fast schon seismographisch funktionierendes Instrument Ihres Körpers kennen. Und auch die Organsprache des hormonellen Systems.

# Einführung

## Spagyrik

Die Spagyrik ist eine alte europäische Heilmethode, die auf Paracelsus, einen großen und zu seiner Zeit umstrittenen Heiler des Mittelalters, zurückgeht. Dabei wird der Mensch im Verhältnis zum kosmischen Geschehen, zum göttlichen Wirken in seinem Leben und zu seiner Umwelt sowie in der Ganzheit aus Körper, Seele und Geist wahrgenommen.

Das Wort Spagyrik stammt aus dem Griechischen und bedeutet „trennen und wieder zusammenfügen". In einem alchemistischen Prozess werden die einzelnen Bestandteile der Pflanze getrennt und danach wieder zusammenfügt. Dabei werden auf die Pflanze einwirkende Umwandlungskräfte, die auch natürlicherweise in der Natur vorkommen, im Labor beschleunigt und dynamisiert.

Um ein solches spagyrisches Heilmittel zu gewinnen, wird die Pflanze im ersten Schritt in die Aspekte von „Geist (Spirit)", „Seele" und „Körper" zerlegt. Bei der spagyrischen Zubereitung gelten folgende Entsprechungen:

- „Geist": alkoholischer Auszug aus der Pflanze
- „Seele": ätherisches Öl
- „Körper": getrocknete Pflanzenbestandteile, wobei nach der Veraschung die Einzelbestandteile der Pflanze frei werden.

Nach dieser Auftrennung der Pflanze findet im zweiten Schritt die „alchemistische" Wiedervereinigung aller Pflanzenbestandteile statt, die sich in ihrer einzelnen Struktur entwickeln und festigen konnten und nun ein stabiles und harmonisches Ganzes ergeben. So konnten im Inneren der Pflanze ruhende Kräfte freigesetzt werden. Die neu gewonnene Harmonie und Ordnung können helfen, Menschen tiefgreifend auf allen Ebenen ihres Seins zu heilen. Es ist ein energetisch potenziertes Heilmittel entstanden, das den Menschen auf seinem Lebensweg begleiten und – je nach Dosierung – in Körper, Geist oder Seele umfassende Wirk- und Selbstheilungskräfte freisetzen und wesentliche Heilwerdungsprozesse einleiten kann.

Im Laufe der Zeit haben sich verschiedene spagyrische Richtungen ausgebildet. Die von mir angewandte und in diesem Buch beschriebene Spagyrik ist die der Firma Phylak Sachsen GmbH, die auf den Arzt Carl Friedrich Zimpel zurückgeht. Er definierte einen Herstellungsprozess für die einzelnen Essenzen, auf dessen Grundlage noch heute spagyrische Mittel hergestellt werden. Die Firma Phylak stellt nach diesem im Homöopathischen Arzneibuch (HAB 25/26) beschriebenen Verfahren Essenzen einzelner Pflanzen her, die untereinander je nach Krankheitsbild, Patientenanamnese und Wunsch des Verwenders gemischt werden können.

Die Rezepturen in diesem Buch sind immer mit dem Hinweis „Rezeptur Phylak Sachsen GmbH" versehen, damit in der Apotheke zweifelsfrei eine korrekte Rezeptur hergestellt werden kann. Ähnliche oder gleiche Pflanzen werden auch von anderen Firmen spagyrisch aufbereitet und als Einzelessenzen angeboten. Die gleichen Pflanzen unterschiedlicher Firmen können jedoch nicht ohne Weiteres miteinander verglichen werden. Die Wirkungsweise einer Pflanze ist durch die Art des spagyrisch-alchemistischen Prozesses bei der individuellen Herstellung definiert. Zwar ist der Herstellungsprozess im Homöopathischen Arzneibuch (HAB 25/26) für die Spagyrik nach Zimpel einheitlich geregelt, doch gibt es in energetischer Hinsicht Unterschiede zwischen den Herstellern. Somit kann sich auch die energetische Wirkung der Essenz einer bestimmten Pflanze je nach Hersteller unterscheiden. Bei den Rezepturen sehen Sie häufig am Ende der Rezepturzeile eine Zahl. Diese steht dann für die in der Rezepturzeile enthaltenen Einzelbestandteile, wenn Mischungen rezeptiert werden. Der Apotheker weiß somit, dass es sich um eine Mischung in einer Mischung handelt. Und die Anteile der einzelnen Pflanzen sind klar definiert.

Die Spagyrik arbeitet vorwiegend mit heimischen, aus dem europäischen Raum stammenden Pflanzen. Dies ist meiner Meinung nach ein wichtiger Aspekt zur Anwendung dieser Methode. Ich bin der Meinung, dass jede Krankheit mit Energien behandelt werden sollte, die aus dem traditionellen und räumlichen Hintergrund des erkrankten Menschen stammen. So ist die Frage, ob zum Beispiel eine pflanzliche Heilmethode, bei der alle Heilpflanzen aus einem Land wie Indien stammen, in dem ein völlig anderes Klima herrscht und sich die Menschen anders ernähren als in Europa, für uns Mitteleuropäer geeignet ist. Es ist nicht auszuschließen, dass unser Körper auf energetischer Ebene mit fremden Heilmethoden überfordert ist und womöglich mehr blockiert als geheilt wird.

## Geistige und seelische Aspekte von Krankheiten

Zimpel (1801–1879) erlebte, wie mit der Industrialisierung der moderne Mensch auf immer enger werdendem Raum in einer immer stärker belasteten Umwelt leben musste. Er entwickelte ein tiefes Verständnis dafür, dass Krankheiten nicht rein körperlicher Natur, sondern auch geistigen und seelischen Ursprungs sind. Dieser Einfluss seelischer und geistiger Faktoren sollte sich nach seiner Einschätzung in Zukunft noch stärker bemerkbar machen, da sich auf sehr engem Lebensraum die unterschiedlichen Energien miteinander vermischen und somit gegebenenfalls sogar „potenzieren". So sah Zimpel schon zu seiner Zeit voraus, dass die zukünftigen Generationen eine Heilmethode brauchen würden, die den Menschen in seiner Gesamtheit als Körper, Seele und Geist wahrnimmt.

Unsere Umwelt wird zunehmend nicht nur materiell, sondern auch geistig „vergiftet". Dieses geistige, krank machende Gift kann sich über die Massenmedien schnell und effektiv verbreiten. Schauen Sie sich nur die Fernsehwerbung auf so genannten Kindersendern an. Die Ideen, die dort verbreitet werden, sind prägend für künftige Generationen.

Blockaden, die auf der geistigen Ebene gesetzt werden, können auch körperliche Blockaden auslösen. Entsprechend muss die Behandlung in diesen Fällen auf der geistigen Ebene ansetzen.

Ein Beispiel hierfür ist aus meiner Sicht die jährlich wiederkehrende Grippezeit, in der mit einer großen Mediendiskussion darauf hingewiesen wird, dass wieder „böse" Viren unterwegs sind und eine

Impfung der einzige Schutz davor sei. Bei eher ängstlichen, nicht geimpften Menschen kann eine solche Kampagne Angst auslösen. Angst aber schwächt nachgewiesenermaßen das Immunsystem. Ein Mechanismus, der gerade in der Grippezeit Erkrankungen fördert. So betrachtet ist die Grippe ein Beispiel für eine eher geistige als rein körperliche Krankheit.

Nach meinem Verständnis der geistigen Gesetzmäßigkeiten, denen der Mensch unterworfen ist, herrscht der Geist über die Materie. Deshalb findet hier für mich die tiefste Form von Heilung statt. Auf dieser Ebene ist das gesprochene Wort oder die gestellte „Diagnose" extrem wichtig. Worte können über Heilung oder Nichtheilung entscheiden. Ein Beispiel hierfür ist das Wort „Tumor". Darin steckt das französische Wort „tu", also „Du", und das Wort „mor(t)", der Tod. Die Wortenergie wird vom Patienten aufgenommen, im Unterbewusstsein abgespeichert und kann im schlimmsten Fall die Heilung blockieren.

Achten Sie deshalb genau darauf, wie Sie Ihre Erkrankung oder Störung bezeichnen und welche geistige Energie Sie dieser zukommen lassen. Vielleicht beschreiben Sie einfach einzelne Symptome, wenn Sie an Ihre Krankheit denken, ohne dieser die „Wortenergie" einer gestellten Diagnose zu geben. Sagen Sie zum Beispiel nicht: „Ich habe Asthma", sondern: „Manchmal fällt mir das Atmen schwer und ich spüre einen Druck auf meiner Brust". Durch diese Wortwahl kommen Sie dem Grund Ihrer Erkrankung und der geistigen Energie, die die Krankheit „nährt", leichter auf die Spur.

## Benutzerhinweise

### Möglichkeiten und Grenzen der energetischen Spagyrik

In diesem Buch wird ausschließlich die energetische Anwendung spagyrischer Mittel bei alltäglichen Störungen vorgestellt. Die Hormone werden im energetischen Bereich behandelt, da es sich um sensible Körpersysteme handelt, die mit zu hohen Dosierungen komplett überfordert wären. Wir dosieren Hormone in der Höchstdosierung am oberen energetischen Bereich, nämlich 8 oder 9 Tropfen bei körperlichen Beschwerden. Falls Sie der Meinung sind, Sie bräuchten eine stärkere Wirkung, wird hier die Frequenz der Gabe erhöht, und nicht die Dosierung. Energetische Störungen werden nach meiner Erfahrung von vielen Therapeuten entweder völlig unter- oder überbewertet. Trotz einer guten körperlichen oder seelischen Therapie haben einige Menschen oft das Gefühl, dass der geistig-energetische Aspekt bei der Behandlung zu kurz kommt.

Dieses Buch soll Ihnen helfen, energetisch-geistige und energetisch-emotionale Aspekte Ihrer Störungen selbst zu behandeln. Sie lernen, diese Störungen zu erkennen, zu benennen und mit Hilfe der Spagyrik sanft und umfassend zu behandeln.

! Cave: Ernsthafte seelische, geistige und körperliche Störungen gehören immer in die Hand eines erfahrenen Therapeuten! Die Spagyrik können Sie in diesem Fall ergänzend einsetzen. In den angegebenen Dosierungen werden von den Pflanzen keine Symptome oder Medikamente auf körperlicher Ebene beeinflusst. Sprechen Sie vor der Einnahme Ihrer gewählten Mittel mit Ihrem Therapeuten und informieren Sie ihn über die Einnahme dieser Mittel. Die Einnahme von chemisch-synthetischen Mitteln wird bei allen angegebenen Mischungen und Dosierungen in keinster Weise beeinflusst oder beeinträchtigt.

Als Therapeut können Sie mit der energetischen Spagyrik Ihr Therapieangebot um einen wertvollen Aspekt erweitern. Dem Laien kann dieses Buch helfen, seine eigene Heilung zu unterstützen. Verzichten Sie jedoch als therapeutischer Laie darauf, Ihr Umfeld mit Spagyrika zu behandeln!

## Symbole

Folgende Symbole werden in diesem Buch verwendet:

! Cave: Was Sie unbedingt beachten sollten.

Tipp: Hier finden Sie zusätzliche Anregungen für die praktische Anwendung der spagyrischen Mittel.

→ Hier finden Sie weitere Informationen zu diesem Thema.

## Dosierung in der Spagyrik

! Hinweis: Die Wirkung spagyrischer Tropfen hängt auch von der Dosierung ab. Lesen Sie dieses Kapitel vor der Anwendung daher bitte sorgfältig durch!

Grundsätzlich gilt: Je niedriger die Dosierung, desto feinstofflicher die Wirkung. Bei einer Dosierung von mehr als 21 Tropfen in 24 Stunden wirken die Mittel bereits auf körperlicher Ebene. In diesem Buch werden jedoch fast ausschließlich energetische Wirkungsweisen beschrieben. Die

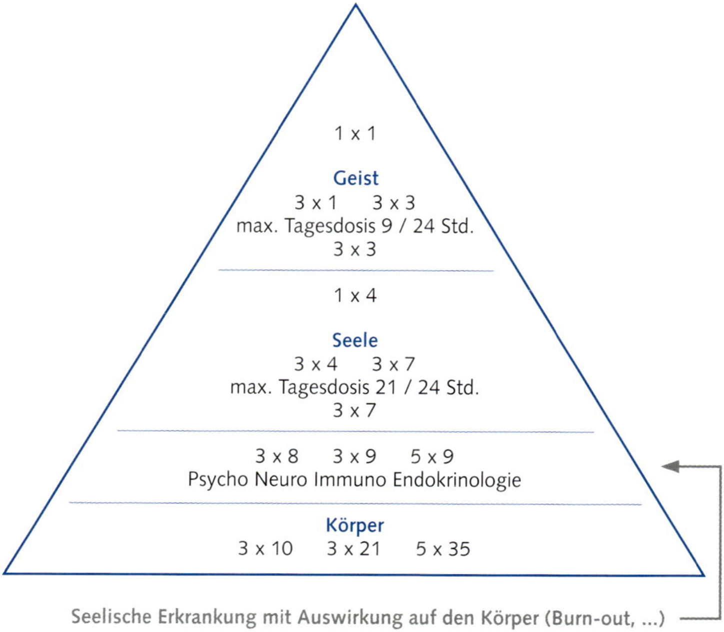

Dosierung hängt dabei entscheidend davon ab, ob das Mittel auf geistiger oder seelisch-emotionaler Ebene wirken soll. Wenn eher eine Wirkung auf das geistige und kognitive Erleben eines Menschen gewünscht wird, ist eine niedrigere Dosierung zu wählen.

Unterscheiden Sie also bei der Einnahme von spagyrischen Mischungen genau, ob die Verarbeitung eines Problems eher auf der logisch-rationalen, also geistigen Ebene oder auf der intuitiv-emotionalen, also seelischen Ebene stattfinden soll, und dosieren Sie entsprechend. Dabei ist es wichtig zu wissen, ob Sie eher zu den rationalen oder emotionalen Menschen gehören. Die Dosierung sollte sich immer nach der Ebene richten, auf der Sie normalerweise Dinge verarbeiten. Sie können dann nach einiger Zeit, am besten nach 42 Tagen, auf die andere Dosierung wechseln, um beide Aspekte zu bearbeiten. Sind Sie z. B. eher ein rationaler Mensch, dosieren Sie anfangs 3 x 1 bis 3 x 3 Tropfen pro 24 Stunden. Nach 42 Tagen beginnen Sie, die Dosierung weiter zu erhöhen, bis 3 x 7 Tropfen erreicht sind. Damit können Sie das Problem zusätzlich auf der seelischen Ebene verarbeiten.

Bei umfassenden Problemen sollten Sie die Mischung entsprechend der Dauer einer Schwangerschaft über neun Monate einnehmen, da jede Heilung einer größeren Störung für den Menschen im gewissen Sinne auch eine „Neugeburt" darstellt.

Im Folgenden ist die jeweilige zur Einnahme empfohlene Tropfenzahl angegeben. Für die Anwendung als Spray gilt: ein Hub enspricht etwa 1,5 Tropfen.

## Erwachsene und Kinder ab zwölf Jahren

- 3 x 1 bis 3 x 3 Tropfen in 24 Stunden wirken vorwiegend auf der geistigen Ebene. Bei der Behandlung auf der geistigen Ebene wird nach spagyrischem Verständnis davon ausgegangen, dass die Krankheit hauptsächlich durch krankheitsförderndes Gedankengut oder durch den geistigen Einfluss Ihrer Umwelt hervorgerufen wird.

- 3x4 bis 3x7 Tropfen in 24 Stunden wirken auf der seelisch-emotionalen Ebene. Die seelisch-emotionale Ebene ist vor allem die Ebene des Inneren Kindes. Wenn Sie sich hauptsächlich von Mischungen auf seelisch-emotionaler Ebene angesprochen fühlen, sollten Sie das entsprechende Kapitel sorgfältig durchlesen.
- Als Tageshöchstdosis dürfen auf der geistigen Ebene 9 Tropfen und auf der seelischen Ebene 21 Tropfen nicht überschritten werden.

## Kinder bis zum vollendeten vierten Lebensjahr

- Einmaldosis
  geistige Ebene: nur ein Tropfen
  emotionale-seelische Ebene: höchstens zwei Tropfen
- Tageshöchstdosis
  geistige Ebene: drei Tropfen
  seelisch-emotionale Ebene: sechs Tropfen oder drei Hub aus der Sprühflasche in 24 Stunden.

## Kinder vom fünften bis zum zwölften Lebensjahr

- Einmaldosis
  geistige Ebene: höchstens zwei Tropfen
  seelische Ebene: höchstens drei Tropfen oder zwei Hub aus der Sprühflasche
- Tageshöchstdosis
  geistige Ebene: sechs Tropfen
  seelisch-emotionale Ebene: neun Tropfen oder sechs Hub in 24 Stunden.

! Cave: Keine der in diesem Buch aufgeführten Mischungen eignet sich für die Behandlung von Kindern unter zwölf Jahren, ohne dass eine professionelle spagyrische Beratung stattgefunden hat. Die Dosierungen für Kinder sind deshalb nur der Vollständigkeit halber angegeben. Lassen Sie bitte bei Kindern besondere Vorsicht walten und verzichten Sie unbedingt auf Experimente. Diese Dosierungen sind Richtlinien und die oberen Werte Höchstdosierungen, wie sie meinen Erfahrungen aus der täglichen Praxis entsprechen. Der Einnahmemodus kann je nach Symptom, Intuition und Lebenssituation individuell variiert werden. Beachten Sie jedoch stets die jeweilige Wirkungsebene und halten Sie die dafür angegebene Dosierung ein.

**Beispiel:** Sie verwenden ein Mittel auf der geistig-energetischen Ebene. Hier könnten Sie als Erwachsener morgens zwei Tropfen einnehmen und innerhalb der nächsten sieben Stunden jeweils ein Tropfen pro Stunde. Damit haben Sie die Höchstdosis von neun Tropfen pro Tag nicht überschritten und auch die Einzeleinnahmedosis von drei Tropfen wurde eingehalten.

! Cave: Wenn Sie die angegebenen Dosierungen überschreiten, wirkt das Mittel auf körperlicher Ebene und die energetischen Wirkungen sind somit aufgehoben! Falls Sie versehentlich einmal zu hoch dosiert haben, setzen Sie die Einnahme für 24 Stunden aus und beginnen danach in der zuletzt korrekt eingenommenen Dosierung.

## Lagerung spagyrischer Essenzen

Spagyrische Essenzen sollten wie homöopathische Mittel nicht ständig extremen Strahlungen wie Handystrahlen, Elektrosmog oder geopathischen Belastungen ausgesetzt werden. Wählen Sie für die Aufbewahrung einen kühlen, nicht zu hellen Platz ohne direkte Sonnenbestrahlung. Vermeiden Sie extreme Temperaturschwankungen. Wenn Sie die Mischungen über einen längeren Zeitraum lagern möchten, stellen Sie sie am besten in den Kühlschrank.

Bei längerer Lagerung trüben die Mischungen ein. Dies ist ein Qualitätsmerkmal, denn die Mischungen bestehen aus mehreren Pflanzenbestandteilen, die durch Mischung und Lagerung ausfallen können. Dies ist normal. Die Wirkung der Mischung wird dadurch nicht beeinträchtigt. Nach meinem Verständnis reifen die Mischungen und länger gelagerte Pflanzenessenzen mit der Zeit, so dass ihre Wirkung eher noch zunimmt.

Die Präparate enthalten Alkohol und sollten entsprechend sicher vor Kindern aufbewahrt werden.

## Einzelmittel und Mischungen

Die Angaben zu den Einzelpflanzen sollen Ihnen lediglich zeigen, mit welchen energetischen Wirkungen Sie es zu tun haben. Im Einzelfall können Sie eine Pflanze, die Ihnen besonders zuspricht oder mit der Sie sich verbunden fühlen, auch als Einzelessenz einnehmen. Bei Mischungen sollten Sie sich unbedingt an die bei den Anwendungsbeispielen aufgeführten Rezepturen halten. Diese Mischungen sind seit Jahren erprobt. Bitte widerstehen Sie als Laie der Versuchung, Rezepturen auf eigene Faust zusammenzustellen.

Bei der Wahl der Komponenten einer Mischung werden viele Aspekte berücksichtigt, die in diesem Buch nicht vermittelt werden können. Hierzu gehören z. B. die jüdische Geheimlehre der Kabbalistik, die Numerologie, botanisches Wissen über die Wirkung von Pflanzen sowie medizinisches Fachwissen. Bei manchen Mischungen ergeben die Anfangsbuchstaben der Pflanzen ein Wort, das mit der Wirkung des Mittels zu tun hat. Dies ist einer der Gründe dafür, weshalb die Reihenfolge der Pflanzen beim Erstellen der Mischung unbedingt einzuhalten ist. Damit sich die ausgewählten Pflanzen in ihrer Wirkung optimal ergänzen und nicht behindern, bedarf es also eines umfangreichen Wissens. So entstehen Mischungen aus unterschiedlichen Pflanzen, die entweder direkt mit der Art der Störung zu tun haben oder bei denen andere Aspekte der energetischen Störung berücksichtigt wurden, wie zum Beispiel in Beziehung stehende Energieleitbahnen oder Aspekte aus der Psychosomatik. Basismischungen sollten grundsätzlich nicht verändert werden, da durch ihre spezielle Zusammenstellung und Reihenfolge der Mittel in den Mischungen ein zusätzlicher therapeutisch relevanter Synergieeffekt entsteht.

## Einnahmehinweise

Schütteln Sie die Mischung, bevor Sie die Essenzen einnehmen. Damit durchmischen sich die einzelnen Pflanzenbestandteile und Sie erreichen eine weitere Dynamisierung der Mischung.

Am besten schütteln Sie vor jeder Einnahme die Mischung zehnmal rhythmisch. So bereiten Sie sich selbst, die in der Rezeptur enthaltenen Pflanzen und Ihre Energiekörper auf die Einnahme vor.

Bei energetischen Mischungen hat sich die Einnahme zu den immer gleichen Tageszeiten ebenfalls bewährt. Energetische Mischungen wirken nach rund 15–30 Minuten für etwa 4–6 Stunden. Deshalb sollten Sie bei allen Schutzmischungen die Anwendung rechtzeitig wiederholen.

Da die Essenzen durch ihre Wirkung und als Begleiter in jeder individuellen Lebenssituation zu Ihren ganz speziellen „Freunden" werden, sollten Sie sie mit der entsprechenden Ehrfurcht behandeln. Suchen Sie einen besonderen Platz zum Aufbewahren für Ihre „Helfer" aus. Es hat sich auch bewährt, die Pflanzenmischungen bei sich zu tragen und nachts am Bett stehen zu haben.

Verwenden Sie die jeweilige Mischung am besten ausschließlich für sich selbst. Wenn mehrere Personen die gleiche Mischung einnehmen möchten, sollte jeder seine Tropfen in eine nur für ihn bestimmte Flasche abfüllen.

## Alkohol

Falls Sie, aus welchen Gründen auch immer, keine alkoholische Tropfen einnehmen können, lassen Sie sich in der Apotheke aus den angegebenen Mischungen Globuli herstellen. Ihr Apotheker berät Sie sicher gerne.

! Cave: Alkoholkranke Menschen dürfen die alkoholhaltigen Tropfen nicht einnehmen und müssen eventuell sogar auch auf ein Einreiben verzichten. Eine Alternative bietet die Zubereitung von Globuli. Nehmen Sie die spagyrischen Essenzen als Globuli ein oder tragen Sie die Flasche einfach bei sich und lassen so die Wirkung auf sich übergehen.

Aufgrund des Alkoholgehaltes sind die Essenzen nur auf unverletzter Haut und nicht in der Nähe von Schleimhäuten anzuwenden. Nicht in die Nähe der Augen sprühen!

## Gleichzeitige Einnahme mehrerer Mittel

Nehmen Sie nie zu viele Mischungen auf einmal. Überlegen Sie vor der Einnahme einer Mischung genau, welches Thema gerade für Sie Priorität hat und suchen Sie sich für dieses Thema die entsprechende Mischung. Viele Themen sind nur „Nebenschauplätze", die sich durch die Einnahme von Rezepturen zu den Hauptthemen von selbst erledigen. Nehmen Sie höchstens drei verschiedene Mischungen ein. Hier gilt wie bei vielem im Leben: „Weniger ist meistens mehr!" Eine Ausnahme stellen Schutzmischungen dar, wenn diese nur als Raumspray verwendet werden. Diese müssen nicht in die Überlegungen bezüglich des Einnahmemodus mit einbezogen werden.

Wenn sie mehrere energetische Mischungen gleichzeitig einnehmen, muss zwischen der Einnahme zweier Mischungen ein Abstand von mindestens 30 Minuten liegen. Sonst kann Ihr energetisches System die vielen Informationen nicht verwerten. Es hat sich bewährt, die Mischungen tageweise zu wechseln, so dass Sie an einem Tag die eine Mischung und am nächsten Tag die andere Mischung einnehmen. Alternativ können Sie einen tageszeitlichen Wechsel wählen, also zum Beispiel eine Mischung morgens und die anderen Mischungen mittags oder abends nehmen.

## Wechselwirkungen mit anderen Mitteln und Therapien

In der in diesem Buch angegebenen Dosierung beeinflussen die spagyrischen Mittel die Einnahme chemisch-synthetischer Mittel im schulmedizinischen Sinne nicht. Trotzdem sollten Sie Ihren Therapeuten informieren, wenn Sie spagyrische Essenzen ergänzend zu einer anderen Therapieform nutzen. Dies gilt auch, wenn Sie Phytotherapeutika (Pflanzenheilmittel) als Tees, Kapseln oder Tabletten einnehmen.

Die Einnahme von Homöopathika in hohen Potenzierungen und andere energetisch wirkende Heilmittel, z. B. Edelsteinessenzen oder Aura-Soma-Essenzen, werden durchaus durch die Spagyrik beeinflusst. Eine zusätzliche

Einnahme muss daher unbedingt mit Ihrem Verordner abgeklärt werden.

**!** Wichtig: Sprechen Sie die Einnahme spagyrischer Mittel stets mit Ihrem Therapeuten ab – auch wenn die von Ihnen in Anspruch genommene Therapie scheinbar nichts mit der spagyrischen Behandlung zu tun hat. Dies ist wichtig, um das Vertrauensverhältnis nicht zu stören und mögliche Einwände oder Gründe für eine Nichteinnahme abzuklären.

### Alternative Einnahmemöglichkeiten bei Erwachsenen

Falls Sie eine Mischung in Ihrer Wirkung verstärken möchten, können Sie sie vor der Einnahme zehnmal kräftig aus dem Handgelenk heraus verschütteln. Dazu nehmen Sie die Flasche mit der Essenz in die Hand und schütteln aus dem Handgelenk heraus einmal kräftig Richtung Boden. Wiederholen Sie diesen Vorgang zehnmal rhythmisch. Bleiben Sie dabei konzentriert und stimmen Sie sich auf das Verschütteln ein. Sie potenzieren über das rhythmische Verschütteln die Mischung auf ein höheres energetisches Niveau. Vor jeder Einnahme wiederholen.

Sie können Ihre spagyrische Tagesration auch in Ihr Trinkwasser geben, das Sie über den Tag verteilt trinken. Besonders intensiv wirken die Tropfen in energetisiertem Wasser.

Tipp: Die Energetisierung von Wasser können Sie ganz einfach selbst vornehmen: Wenn Sie die Tagesration Wasser auf ein Papier mit stärkenden Worten wie Heilung, Liebe, Licht oder heilige Worte wie Amen oder das Vaterunser stellen, geht die Energie der Worte schnell auf das Wasser über. Alternativ können Sie die Tagesration Wasser in Ihre Hände nehmen und die Worte und deren Energie konzentrativ über die Energie Ihrer Hände auf das Wasser übertragen. Verwenden Sie dabei stets nur solche religiösen Zeichen, zu denen Sie einen Bezug haben.

Die spagyrischen Essenzen lassen sich auch äußerlich anwenden. Dazu geben Sie die Tropfen auf Körperstellen, die Sie mit Ihren

Symptomen in Verbindung bringen, oder wenden die Mittel auf den Chakren an. Bei geistigen Mischungen können Sie die Tropfen an der höchsten Stelle am Kopf im Bereich des 7. Chakras einreiben. Für seelische Mischungen bietet sich die Region des Sonnengeflechtes (Solarplexus) oberhalb des Bauchnabels an.

! Cave: Vorsicht bei Verwendung der Mittel als Sprays. Da die Mittel Alkohol als Trägerstoff enthalten, dürfen diese nur auf unverletzter Haut und nicht in der direkten Nähe von Schleimhäuten verwendet werden. Nicht in die Nähe der Augen sprühen! Dies gilt insbesondere für die Anwendung auf dem Dritten Auge, also der Stelle zwischen den Augenbrauen, an der Ihr 6. Chakra sitzt.

Für ein Wannenbad können Erwachsene drei oder sieben Tropfen ins Badewasser geben. Die Dosierung hängt davon ab, ob ein geistiger oder seelisch-emotionaler Aspekt beeinflusst werden soll.

Alternativ können Sie sich Ihre Mittel in einer Flasche mit Sprühaufsatz mischen lassen und in Ihre Aura sprühen. Wiederholen Sie das Einsprühen spätestens alle vier bis sechs Stunden.

Verwenden Sie die Mischungen als Raumspray oder sprühen Sie abends vor dem Schlafengehen Ihr Kopfkissen damit ein. Sie können die Mischung über eine Verdampferlampe zusammen mit ätherischen Ölen in den Räumen verdampfen, in denen Sie sich vorwiegend aufhalten.

Ihrer Phantasie sind keine Grenzen gesetzt und Sie werden sicher selbst noch Möglichkeiten entdecken, wie Sie die Tropfen für sich selbst gewinnbringend anwenden können.

Wenn Sie therapeutisch tätig sind, ist es über die hygienischen Anforderungen hinaus wichtig, sich energetisch zu reinigen. Dies sind Sie sich und dem nächsten Patienten schuldig, da der sonst die Energie seines Vorgängers abbekäme. Wenn Sie die Tropfen in Ihre Seifenmischung oder Händedesinfektionsmittel geben, können Sie sich bei jeder Reinigung der Hände gleichzeitig von der Energie Ihrer Patienten reinigen.

## Invocatio Dei

Die Alchemisten des Mittelalters haben eine Arbeit mit Heilpflanzen immer mit einer „Invocatio Dei", also der Anrufung Gottes und seines Beistandes, begonnen.

Wenn Sie dieser Tradition folgen wollen, danken Sie vor jeder Einnahme der spagyrischen Essenzen:

- Danken Sie Gott für die Hilfe aus dem Pflanzenreich und bitten Sie ihn, Ihre Entwicklung im Einklang mit Ihrer Seele zuzulassen.
- Danken Sie dem alchemistischen Prozess, bei dem es im Labor möglich ist, in der Natur lange andauernde Prozesse für die Pflanzengewinnung abzukürzen, um diese Essenzen für unsere Entwicklung auf der Erde nutzbar zu machen.
- Danken Sie für all die Menschen, die an der Entwicklung der Spagyrik beteiligt waren und dafür gesorgt haben, dass Ihnen diese „Helfer" aus der Natur zur Verfügung stehen.
- Danken Sie der Natur, die dafür gesorgt hat, dass die Pflanzen ungehindert wachsen und sich entfalten konnten und uns nun durch einen alchemistischen Transformationsprozess zur Verfügung stehen.

In diesem Geiste der Dankbarkeit wird die Wirkung der Mischung potenziert und Ihr Körper auf die Essenzen vorbereitet.

# Kinesiologie

## Geschichte

Kinesiologie abgeleitet vom griechischen Wortstamm „kin" (Bewegung) und dem Wort „logie" (Lehre) ist also die „Lehre vom Energiefluss im bewegten Körper".

Bereits Hyppokrates verwendete vor 2000 Jahren den Muskeltest um an verwundeten Soldaten neurologische Verletzungen zu untersuchen. Angeblich nutzten auch die Maya-Indianer den Muskeltest, um die Trinkqualität von Wasser zu überprüfen. In den 1930er Jahren entdeckte der amerikanische Chiropraktiker Dr. Terence Bennett der Einfluss von „neurovaskulären Punkten" auf die Blutzirkulation. 40 Jahre später fand der amerikanische Osteopath Dr. Frank Chapman, dass die Funktion eines Muskels durch das Massieren von „lymphatischen Punkten" am Körper beeinflusst wird.

In den 1960er Jahren entwickelte der amerikanische Chiropraktiker George Goodheart den Muskeltest, und erkannte Zusammenhänge zwischen Muskeln, Energie- und Organsystemen des menschlichen Körpers. Eine weitere Entwicklung der Kinesiologischen Lehre fand durch Schüler Goodhearts statt. Zu nennen ist da „Touch For Health" nach John Thie, der dabei Ernährungswissenschaft, Chiropraktik, Chinesische Medizin und Akupressur integrierte.

Aus diesem Wurzeln entwickelte sich die Kinesiologie weiter und mittlerweile gibt es viele Richtungen, da es aufgrund des Muskeltests möglich ist, viele verschiedene Faktoren abzutesten.

## Ziel der Kinesiologie

Durch die Verbindung aus fernöstlicher Medizin und neuester wissenschaftlicher Erkenntnisse, bietet die Kinesiologie die Möglichkeit den blockierten Fluss einer Lebensenergie wieder in Balance zu bringen.

Die Kinesiologie sieht den Menschen als Einheit von Körper, Geist und Seele. Dabei gehen die Kinesiologen davon aus, dass das menschliche System genau erkennen kann was ihn blockiert, was ihm hilft, was ihm fehlt oder ihm gut tut und welche Themen ausgeglichen werden sollen. Der Kinesiologische Muskeltest zeigt an, welche Interventionsmöglichkeiten den Energieausgleich für das Wiedererlangen der Gesundheit bewirken. Diese Interventionsmöglichkeiten werden als Balance-Übungen bezeichnet, die durch den Kinesiologen demonstriert und begleitet werden.

Die Kinesiologie ist eine wunderbare Methode, Menschen bei deren Entwicklung zu unterstützen, da sie Klienten/Patienten die freie Wahl gibt, Entscheidungen zu treffen.

Immer wieder stelle ich in Sitzungen fest, dass der Patient in Stress-Situationen oft die Lösung eines Problems in die Praxis mitbringt, sich dessen aber selbst noch nicht bewusst ist und somit die Lösung, die in seinem Inneren steckt, auch nicht wahrnehmen kann. Durch die Kinesiologie kann der Mensch sehr schnell einen AHA-EFFEKT bekommen und dadurch seinen Stress rasant abbauen.

Die Kinesiologie befreit und hilft uns zu unserem wahren „Ich" zurückzukommen Während meiner Ausbildung war sofort sichtbar, dass alle Teilnehmer nach kurzem Kontakt mit der Kinesiologie viel authentischer in Ihren Antworten und auch Fragestellungen bezüglich Ihrer Lebensprozesse waren.

## Wann hilft die Kinesiologie:

- Stressabbau
- neue Herausforderung
- Trennung
- Krankheit
- Ängste
- Entscheidungen
- Lernblockaden
- Sucht
- Schwäche des Immunsystems
- Nervosität
- Burnout
- Depression, etc.
-

Hormonelle Störungen nehmen sowohl beim Mann als auch bei der Frau einen immer größeren Stellenwert in der Praxistätigkeit ein. Oft in maskierter Form als

- Gewichtszunahme ohne erkennbaren Grund
- Befindlichkeitsstörungen ohne äußere Ursachen

- Schlafstörungen
- Herz-Kreislaufbeschwerden ohne erkennbare organische Ursache
- Hautkrankheiten
- Wundheilungsstörungen
- Müdigkeit und Leistungsabfall
- Wassereinlagerungen die als Gewichtszunahme fehlinterpretiert werden

Die Patienten haben oft einen langen Leidensweg hinter sich, wurden nicht selten als Hypochonder oder Simulanten hingestellt. Oder kommen mit chemisch-synthetischen Hormongaben, die einen einzigen Wirkstoff in ein sehr komplexes System von Drüsen und Botenstoffen einbringt, ohne die Langzeitwirkung oder die Nebenwirkungen zu beachten.

Hormone steuern unseren gesamten Körper, und ohne die kleinen Boten aus den Drüsen würde unser Körper im Gesamten nicht funktionieren.

Wenn Sie wissen möchten, wie sich eine Hormonstörung anfühlt, sollten Sie sich an Ihre Pubertät erinnern, wo die Hormone begonnen haben, Ihren Körper zu „regieren".

Sie haben wahrscheinlich nicht gewusst, ob Sie Männlein oder Weiblein sind. Haben sich von Ihren Stimmungen gefangen genommen gefühlt, ohne dass Sie aktiv dagegen agieren konnten. Haben Körperreaktionen gehabt, die Sie überhaupt nicht mehr zuordnen konnten.

So oder so ähnlich fühlen sich Menschen mit hormonellen Störungen.

Mit der Spagyrik haben wir ein hervorragendes Mittel, auf unsere Hormondrüsen sanft und liebevoll einzuwirken, und das gesamte System zu regulieren, ohne es zu überfordern oder neue Störungen durch unadäquate Substitution von einzelnen chemischen Substanzen, die in ihrer Wirkung oft noch gar nicht erforscht sind, zu verursachen.

Das wichtigste energetische Thema bei hormonellen Störungen jeglicher Art ist das Thema Unterdrückung. Die betroffenen Personen tun sich schwer damit, sich abzugrenzen. Sie sind leicht zu beeinflussen und funktionieren wie Seismographen in bezug auf Ihre Umwelt. Sie erfassen die Wünsche und Bedürfnisse anderer Menschen intuitiv und gehen, ohne das Gegenüber zu fragen, auf deren Bedürfnisse und Wünsche voll ein.

Bei den Wechseljahresstörungen kommt noch hinzu, dass sich die Energie, die häufig ein Leben lang unterdrückt wurde, den Weg nach Außen oder besser gesagt in die Verwirklichung suchen möchte.

Der ganze Körper ist in Aufruhr. Die Energie, die im Körper gestaut ist, möchte sich endlich befreien. Der ganze Körper schwitzt. Man erlebt viele Stresssymptome, die einen inneren Aufruhr verursachen.

Das Thema Hormone sind auch nicht gelebte Männlichkeit oder Weiblichkeit. Jeder Mensch ist weibliche und männliche Energie in einem. Wir sind zwar geschlechtlich durch unser Geschlecht fest gelegt, haben aber auch die gegengeschlechtlichen Energien in uns. Die Menschen, die von der Umwelt am angenehmsten wahrgenommen werden, sind die Menschen, die den männlichen und weiblichen Anteil in sich leben können. Die je nach Bedarf und Situation, die jeweils angebrachte Energie in der jeweiligen spezifischen Situation einsetzen können.

Bei den Wechseljahresstörungen, die sowohl Männer als auch Frauen betreffen können, sind häufig auch die vorhergehenden Lebensjahrsebte, die ja bestimmte Themen beinhalten, als Blockaden durch nicht gelebte Themen vakant. (Siehe Seite 78 ff.)

## Das hormonelle Drüsensystem und seine pflanzlichen Entsprechungen

Die im folgenden vorgestellte Mischung gilt als Basismischung bei allen hormonellen Störungen. Hier sind in absteigender Reihenfolge vom Gehirn aus alle hormonell aktiven Drüsen in die Rezeptur eingearbeitet. Die Mischung ist durch die Pflanze Podophyllum peltatum in ihrer Wirkung stark dynamisiert. Podophyllum hat hier in der Rezeptur die Aufgabe, jede Hormondrüse zur Mitarbeit im gesamten System anzuregen. Nur wenn alle Drüsen harmonisch miteinander arbeiten, kann der Mensch im gesamten gut funktionieren. Im naturheilkundlichen Verständnis macht es auch keinen Sinn, einer Drüse die Arbeit abzunehmen in Form von substituierenden Medikamenten, die nur einseitig eine bestimmte Hormondrüse bedienen. Da das hormonelle System eine sehr subtile Angelegenheit ist, kann man sich unschwer ausmalen, dass die Gesamtwirkung einer hormonellen Einzelgabe auf das gesamte System aus der momentanen noch teilweise sehr unklaren Funktion einzelner Drüsen oder deren komplexes Zusammenspiel in der Gesamtheit nicht rekonstruiert werden kann. Deshalb zielt die spagyrische Behandlung unter dem Aspekt der naturheilkundlichen Behandlung darauf ab, möglichst geringe Reize zu setzen, die eine ausreichende Wirkung auf den Organismus ausüben, und somit zur Heilung führen.

Die Wirkstoffe in den spagyrischen Essenzen bedienen die Hormondrüsen auf eine sanfte und regulierende Art und Weise, so dass bei der angegebenen jeweiligen Dosierung keine Negativwirkung in Form von unerwünschten Nebenwirkungen oder ähnlichem Auftreten kann.

Da es sich bei den Hormonsystemen bei Mann und Frau um unterschiedliche sexuell aktivierende Hormondrüsen handelt, gibt es zwei verschiedene Rezepturen. Eine weibliche und eine männliche Variante.

Die Anwendungsmöglichkeiten der angegebenen Rezeptur kann

man auf der körperlichen, seelischen und energetischen Ebene sehen.

Je nach Dosierung und Art der Anwendung ist diese Mischung für folgende Indikationen anwendbar:

- Körperlich greifbare hormonelle Störungen der Hormondrüsen
- Schilddrüsendysfunktionen
- Dysfunktionen der hormonellen Drüsen allgemein
- Sich in seiner Haut nicht wohl fühlen
- Hormonell gesteuerte Erkrankungen wie zum Beispiel hormonell bedingte Kopfschmerzen oder Störungen des Immunsystems
- Störungen an den Chakren, da das Chakrensystem im Körper entsprechend der wichtigen endokrinen Drüsen angeordnet ist
- Wachstumsstörungen bei Kindern und Jugendlichen

### Dosierung:

- Bei energetischem Einsatz wenige Sprühstöße in die Aura oder in die Nähe eines Chakras mehrmals tgl. einsprühen. Bei körperlichen Beschwerden schauen Sie bitte im Kapitel Dosierungen unter der Rubrik Einnahme nach Fibonacci nach. Die Mischung wird bei körperlichen Beschwerden langsam gesteigert bis auf 3 x 8 Tropfen tgl. Wenn Sie beim Steigerungsmodus bei einer niedrigen Dosierung entsprechend negative Reaktionen merken, beenden Sie die Steigerung für einen längeren Zeitraum oder dosieren sogar wieder nach unten.
- Steigern Sie erst wieder, wenn die Beschwerden abgeklungen und über einen längeren Zeitraum stabil geblieben sind. Bei ernsthaften Beschwerden wenden Sie sich an einen erfahrenen spagyrischen Therapeuten.

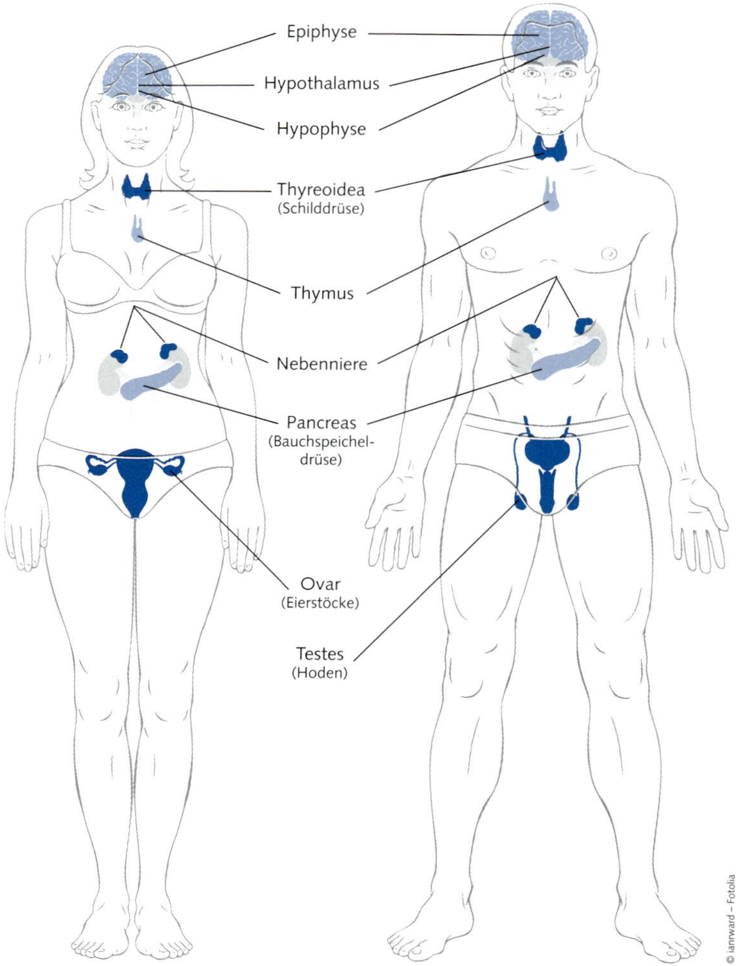
Epiphyse
Hypothalamus
Hypophyse
Thyreoidea
(Schilddrüse)
Thymus
Nebenniere
Pancreas
(Bauchspeichel-
drüse)
Ovar
(Eierstöcke)
Testes
(Hoden)

## Die Hormondrüsen und ihre Aufgaben im menschlichen Körper

### Epiphyse: 7./8. Chakra

- Melatonin
- beeinflusst den Zyklus der Frau
- Schlaf-Wach-Rhythmus
- Entspannungs-Aktivitäts-Rhythmus

### Hypophyse: 6. Chakra

- TSH = thyreotropes Hormon = stimuliert die Schilddrüse
- ACTH = adrenocorticotropes Hormon = stimuliert Nebennierenrinde
- FSH = follikelstimulierendes Hormon = Reifung der Eifollikel, Spermatogenese
- LH = luteinisierendes Hormon = Löst die Ovulation aus, Gelbkörperbildung, Ausschüttung von Testosteron
- Prolactin = fördert die Milchbildung
- STH = somatotropes/Wachstums- Hormon = Knochenwachstum, Muskelgewebe
- MSH = Melanozytenstimulierendes Hormon = Melaninproduktion
- Oxytocin = Muskelkontraktion (Gebärmutter!!); stimuliert Milchproduktion
- ADH = antidiuretisches Hormon = Regulation der Wasserausscheidung über die Nieren
- PIF = prolactinhemmendes Hormon = Bildung von Neurohormonen (noch nicht genau erforscht); hemmt die Sekretion von Prolactin

### Schilddrüse: 5. Chakra

- T4 = Thyroxin = Steigerung des Grundstoffwechsels des Menschen (Thermoregulation, Wachstum)
- T3 = Trijodthyronin = Wachstum, Stoffwechsel
- Calcitonin = Gegenspieler zum Parathormon, Regulierung des Calciumgehaltes im Blut

### Nebenschilddrüse 5. Chakra

- Parathormon = reguliert den Calciumgehalt des Blutes

### Thymusdrüse: 4. Chakra

- ist je nach Lebensalter mehr oder weniger an der Ausbil-

dung immunspezifischer Komponenten im Blut beteiligt
- nimmt mit zunehmendem Alter in der Aktivität immer weiter ab

### Pankreas: 3. Chakra

- Insulin = senkt den Blutzuckerspiegel im Blut
- Glucagon = erhöht den Blutzuckerspiegel im Blut

### Nebennierenrinde: 2. Chakra

- Corticosteroide
- Glucocorticoide steuern den Protein- und Kohlehydratstoffwechsel
- Mineralcorticoide steuern die Flüssigkeitskonzentration in den Geweben über den Elektrolyt- und Wasserstoffwechsel

### Nebennierenmark: 2. Chakra

- Adrenalin (Epinephrin) aktiviert die Muskulatur der Blutgefäße
- Noradrenalin mobilisiert die Energiereserven über die Erhöhung des Atem- und Herzrhythmusses

### Männliche Geschlechtsdrüsen: 1. Chakra

- Testosteron, Androsteron, etc. = steuern die männlichen Keimdrüsen und die Ausbildung der sekundären Geschlechtsmerkmale

### Weibliche Geschlechtsdrüsen: 1. Chakra

- Progesteron oder Lutein unterstützen die Einnistung des befruchteten Eis durch Aufbau der Gebärmutterschleimhaut
- Östrogene steuern den Zyklus und die Ausbildung der sekundären Geschlechtsmerkmale

## Kundalini Energie: Aufstieg der gebundenen Energien innerhalb der Chakren

Im folgenden sehen Sie die Basisrezeptur für alle hormonellen Störungen aufgelistet. Beachten Sie dabei bitte, dass es eine männliche und eine weibliche Variante gibt. Das bedeutet, dass im Bereich der Gonaden andere geschlechtsspezifische Pflanzen verwendet werden:

## Phylak Sachsen GmbH Rezeptur

Basismischung Hormone Frau

Tilia 1
Pilocarpus jaborandi 1
Quercus 1
Podophyllum peltatum 1
Viola tricolor1
Hypericum perforatum 1
Fucus 1
Thymus  vulgaris 1
China 1
Melissa officinalis 1
Vaccinium myrtillus 1
Catharanthus roseus 1
Carduus marianus 1
Taraxacum officinale 1
Ephedra 1
Matricaria chamomilla1
Valeriana officinalis1
Rauwolfia serpentina1
Angelica archangelica1
Podophyllum peltatum1

Basismischung Hormone Mann

Tilia 1
Pilocarpus jaborandi 1
Quercus 1
Podophyllum peltatum1
Viola tricolor1
Hypericum perforatum1
Fucus1
Thymus vulgaris1
China1
Melissa officinalis1
Vaccinium myrtillus1
Catharanthus roseus1
Carduus marianus1
Taraxacum officinale1
Ephedra1
Sabal serrulatum 1
Rhus toxicodendron 1
Rauwolfia serpentina1
Angelica archangelica1
Podophyllum peltatum1

## Drüsen in Balance dank Kinesiologie

In diesem Kapitel stellen wir Ihnen eine kinesiologische Hormonbalance vor, mit der die Kommunikation zwischen den Hauptdrüsen einwandfrei funktionieren kann. Das Hormonsystem ist ja ein Kreislauf, in dem jede der Drüsen eine wichtige Funktion hat. Das bedeutet, dass das gesamte System leidet, wenn auch nur eine einzige dieser Drüsen nicht einwandfrei funktioniert. In dieser Balance lernen Sie, die wichtigsten Drüsen immer mal wieder zu balancieren, damit Sie sich dank eines gut regulierten Hormonsystems ausgeglichen und wohl fühlen können.

Sie können diese Übung immer dann anwenden, wenn Sie

- sich spontan unausgeglichen fühlen
- Das Gefühl haben, nicht in Ihrer Mitte zu sein
- Hitzewallungen oder ähnliche Symptome Ihres Hormonsystems auf ein Minimum reduzieren oder ganz beseitigen möchten
- Innerlich unruhig und unausgeglichen sind.
- Vor schwierigen Situationen stehen, in denen klare Entscheidungen aus einer Inneren Balance heraus getroffen werden müssen.

Oder einfach nur, um sich den ganzen Tag oder die ganze Nacht in seiner Haut so richtig wohl zu fühlen.

Sie sollten die Übungen in der angegebenen Reihenfolge durchführen, da Sie nach der Logik des Hormonsystems und dessen Funktion aufgebaut sind. Bitte bringen Sie die Übungen also auf keinen Fall durcheinander. Das Klopfen sollte sanft und liebevoll sein, also nur ein sanftes Vibrieren der Finger auf der Haut.

Die Übungen bringen Sie sofort in eine Innere Balance und Sie werden sich ausgeglichen und pudelwohl fühlen. Deshalb wäre der frühe Morgen gleich nach dem Aufstehen und der späte Abend, direkt vorm Schlafengehen, perfekt für die Durchführung der Übungen geeignet. Jede Übung sollte ca. 30 Sek. dauern oder sogar länger. Sie entscheiden das Tempo selber.

**Hypothalamus aktivieren:**

Sie klopfen die Nasenspitze mit einem Finger, und atmen dabei tief ein und aus. Die Gedanken sollten bei dieser Übung am besten zur Ruhe gekommen sein, oder zumindest sollten Sie aufwühlende Gedanken vermeiden. Der Hypothalamus steuert die gesamten Körperfunktionen, die mit Vitalität zu tun haben.

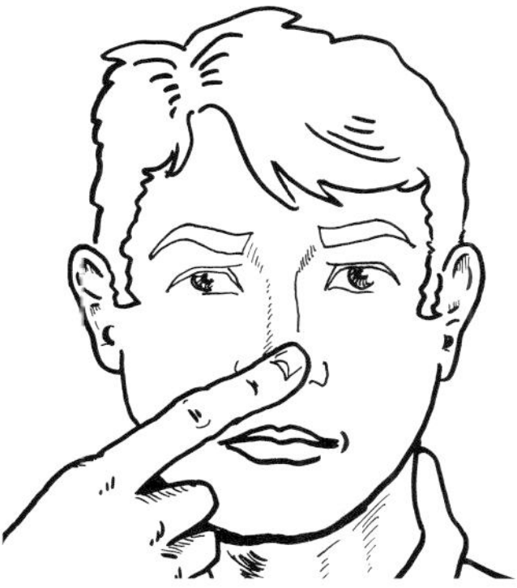

**Hypophyse aktivieren:**

Sie klopfen die Stelle zwischen den Augenbrauen sanft und vorsichtig mit zwei Fingern. Hier ist das sogenannte Dritte Auge beheimatet, der Sitz Ihrer Intuition. Über dieses Areal erreichen Sie die Hypophyse, den Chef aller Hormondrüsen. Sie stimulieren hier also doppelt: die Hormondrüse und Ihre Wahrnehmung, die sich deutlich erweitern wird. Alle Zellen Ihres Körpers werden nach dieser Übung zu spüren sein, da durch diese Technik ein Vibrieren aller Zellen aktiviert wird. Sie fühlen sich erfrischt, freudig und gespannt, was der Tag oder die Nacht wohl bringen werden. Diese freudvolle Stimmung wird sich über einen langen Zeitraum halten, und wenn dieser Effekt nachlassen sollte, wissen Sie ja, wie Sie ihn wieder aktivieren können.

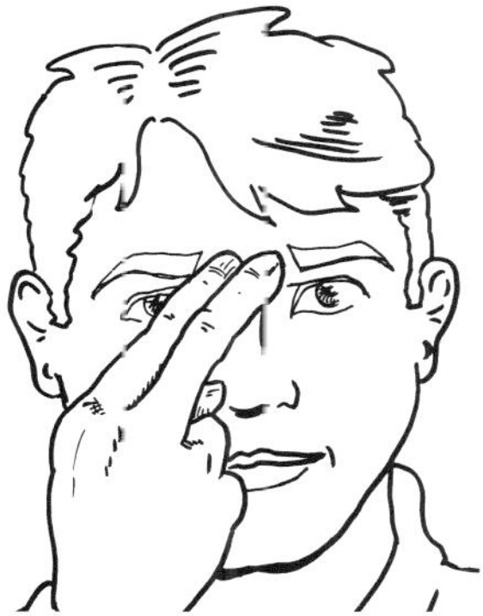

**Schilddrüse aktivieren:**

Sie finden die Schilddrüse Unterhalb Ihres Kehlkopfes links und rechts am Schildknorpel angeordnet. Das Areal ist leicht zu tasten, da hier in der Regel weiches Gewebe zu tasten ist.

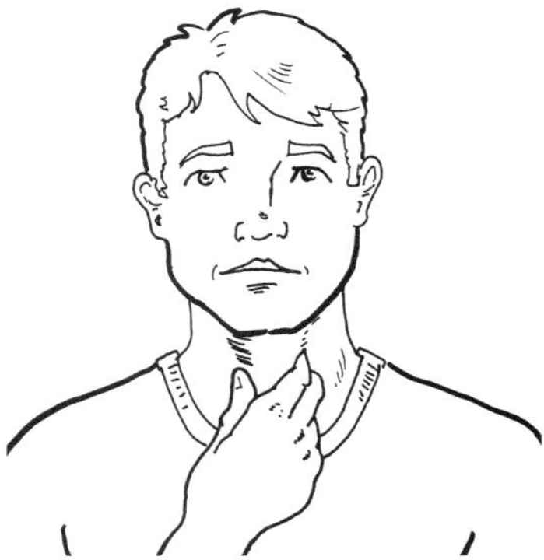

Um die Schilddrüse zu aktivieren, ist es erst mal wichtig, sich zu erden. Dazu stellen Sie die Füße schulterbreit auseinander, trinken vorher noch ein Glas Wasser und zentrieren sich für die nächste Übung. Dann beginnen Sie die Schilddrüse sanft zu massieren oder vibrierend zu berühren. Zwischendrin sollten Sie immer wieder ein kleines Glas Wasser trinken. Sie können bei der Schilddrüse gerne etwas länger verweilen als bei den übrigen Drüsen, da diese eine wichtige Funktion für fast alle Bereiche des Körpers ausübt.

**Thymusdrüse aktivieren:**

Die Thymusdrüse sitzt in der Mitte des Brustbeines. Bei Kindern ist diese Drüse im Vergleich zu allen anderen Lebensaltern noch am stärksten ausgebildet. Hier sitzt ein wichtiger Teil Ihrer Immunität, der verhindert, dass Ihr Immunsystem durch Eindringlinge in seiner Funktion gestört wird. Da diese Drüse nur in der Kindheit gut ausgebildet ist, sieht man hier den energetischen Sitz des Inneren Kindes, einen Anteil Ihrer Persönlichkeit, der für Kreativität und Spaß in Ihrem Leben zuständig ist. Das Innere Kind ist der Anteil in uns, der uns unbesorgt und neugierig auf das Leben zugehen lässt. Mit der Aktivierung dieser Drüse aktivieren Sie Lebensfreude, Spaß und das Gefühl von Glücklichsein und Sinnhaftigkeit des Lebens.

Die Brustbeinmitte, mit allen Fingern einer Hand langsam und liebevoll klopfen.

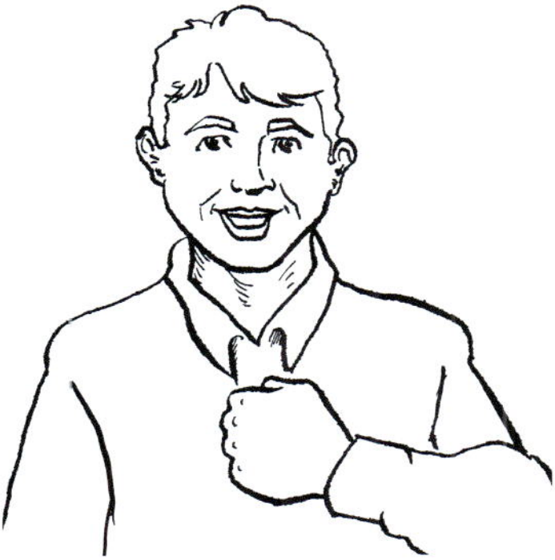

Cave: Wenn beim Klopfen der Thymusdrüse Trauer und Wut hochkommen, haben Sie in sich den Anteil Ihres Inneren Kindes nicht integriert. Das können Sie sich so vorstellen, dass ein wütendes und trauriges Kind in Ihnen drin sitzt, ca. 8 Jahre alt und einfach beachtet werden möchte. Und nicht von Ihrem logisch-rationalen Erwachsenenanteil ständig unterdrückt werden. Das Klopfen der Thymusdrüse ist eine gute Möglichkeit, mit diesem kreativ-spirituellen Anteil, der vor allem in der zweiten Lebenshälfte wichtig ist, in Kontakt zu kommen.

**Nebennierendrüse aktivieren:**

Die Nebennieren liegen über beiden Nieren und sind durch eine dünne Fettschicht von diesen getrennt. Sie sind also Anhängsel Ihres Organs der Furcht und Angst. Dies bedeutet, wenn Sie häufig unter unerklärlichen Angstzuständen leiden oder einfach bei Stress schnell Ängste entwickeln, kann Ihnen diese Übung helfen, sich sanft und liebevoll Ihren Ängsten zu stellen und diese vielleicht somit zu überwinden.

Außerdem ist es eine gute Übung, um schnell Stress abzubauen und auszuleiten. Also sehr gut als Vorbereitung für das nächtliche Schlafen gedacht.

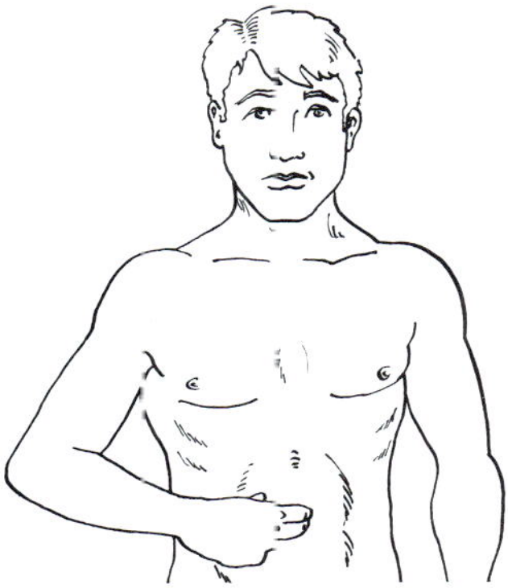

Die Stelle zum Massieren der Punkte finden Sie links und rechts zwei Fingerbreit neben dem Bauchnabel. Positionieren Sie je zwei Finger neben dem Bauchnabel, und wandern dann in dieser Position nach ca. zwei Daumenbreit nach oben. Dies ist dann die zu massierende Stelle.

**Prostata und Ovarien aktivieren.**

Die Geschlechtsdrüsen sind die Drüsen, die Ihre Freude am Leben symbolisieren. Sich Fortpflanzen, das Leben weiter geben und durch die nächsten Generationen das Leben auf der Erde sichern, sind gute Energien gegen Mutlosigkeit und Depressionen. Auch gut geeignet bei Bettnässen von Kindern, prämenstruelle Beschwerden und unerklärliche Schmerzen vor, während oder nach der Regelblutung.

Sie massieren hier ausnahmsweise kräftig und reibend das Schambein, ca. eine Handbreit unterhalb Ihres Bauchnabels gelegen. Führen Sie dabei mit den Händen eine wiegend-halbkreisförmige Bewegung aus.

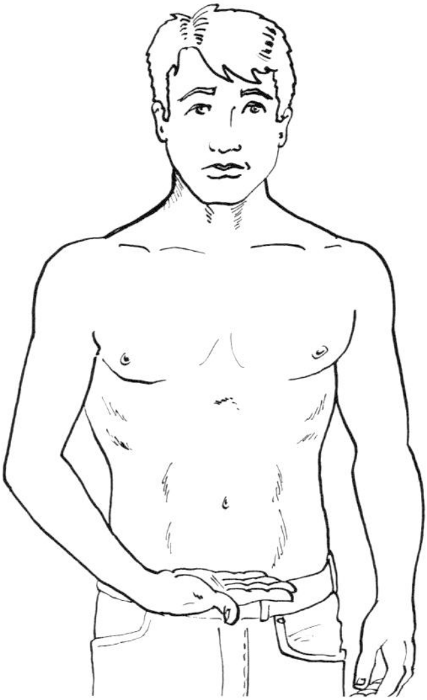

## Ursachen hormoneller Störungen

Hormonelle Störungen haben vielfältige Ursachen. Als wichtigste Ursache ist die Tatsache zu nennen, dass Hormone in der Mast von Schlachtvieh eingesetzt werden, und durch den Urin von Menschen entstehen, die chemisch-synthetische Hormone einnehmen und diese auch wieder ausscheiden.

Hormone sind hochreagibel, werden im Trinkwasser gefunden und neueste Untersuchungen haben Hormone im Gehirn von am Nordpol erlegten Eisbären gefunden, die nur in Frankreich als Anti-Baby-Pille verwendet werden. Hormone legen also riesige Strecken zurück, und landen vor allem durch Wasser in Regionen auf der Erde, wo diese gar nicht verwendet werden.

Folgende Ursachen kommen ebenso häufig für hormonelle Störungen beim Menschen und zunehmend auch beim Tier in Frage:

- Durch chronifizierten Stress geraten die in der Nebenniere gebildeten Stresshormone aus dem Gleichgewicht. Diese verursachen dann im Körper einen nervlichen und hormonellen Dauerstress, der die Hormonaktivität empfindlich stört.
- Ein Zuviel oder Zuwenig an Kohlehydraten, Eiweißen (eiweißreiche Diäternährung) haben negative Auswirkungen auf die Hypophyse (Mutter des Hormonsystems), auf die Nebenniere und auf die Bauchspeicheldrüse. Bestimmte Hormone und Neurotransmitter (biochemische Botenstoffe, die Reaktionen im Körper steuern) können nicht mehr oder nur vermindert gebildet werden.
- Zuviel oder zu wenig Bewegung. Überlastung führt zu einem chronisch übersäuerten Muskelstoffwechsel und ein zu wenig verhindert, dass Stresshormone abgebaut werden können.
- Chemikalien aus der Umgebung und Nahrung, die die Leber und somit das Organ schädigen, in dem viele Enzyme für die Hormonproduktion gebildet werden.
- Östrogene im Schlachtfleisch von Tieren und zunehmend auch im Trinkwasser.

- Kortison- und Schilddrüsenpräparate, die das empfindliche Gleichgewicht der Hormone und endokrinen Drüsen stören.
- Schlafmangel, Stress und veränderte Lebensrhythmen verändern die Produktion von Neurotransmittern und Hormonen.
- Chronische Infekte stören den Hormonhaushalt.
- Altersbedingte Hormonveränderungen.
- Störungen durch Elektrosmog, verursacht durch immer mehr an Elektrogeräten mit erweiterten Funktionen durch kabellose Verbindungen.
- Jahreszeitlich bedingte Hormonveränderungen durch weniger Sonneneinstrahlung und Bildung von weniger Vitamin D als Vorstufe und Katalysator hormoneller Prozesse.

Es gibt sicherlich noch viele weitere Arten von Ursachen hormoneller Störungen, doch ermessen Sie hier schon aus der Fülle der Ursachen, dass die Wahrscheinlichkeit einer hormonellen Störung beim Menschen immer mehr zunimmt.

## Energetische Themen hormoneller Störungen

Das wichtigste Thema bei hormonellen Störungen jeglicher Art ist das Thema Unterdrückung. Die betroffenen Personen tun sich schwer damit, sich abzugrenzen. Sie sind leicht zu beeinflussen und funktionieren wie Seismographen in bezug auf Ihre Umwelt. Sie erfassen die Wünsche und Bedürfnisse anderer Menschen intuitiv und gehen, ohne das Gegenüber zu fragen, auf deren Bedürfnisse und Wünsche voll ein.

Es geht also um einen Anteil in uns, der sich über Jahrhunderte und Jahrtausende hat unterdrücken lassen. Ein Anteil von Sklaventum, der energetisch in unserer DNS gespeichert ist. Also so etwas wie ein „Sklavengen" . Menschen, die sich mit Wiedergeburt beschäftigt haben, sind der Meinung, dass wir in vielen unterschiedlichen Kulturen schon mehrfach als Sklaven inkarniert waren.

Heute leben wir in einer scheinbar freien Welt, in der wir uns demokratisch und selbstbestimmt verwirklichen können. Doch die Realität sieht komplett anders aus. Wir sind Sklaven von Zucker, Kaffee, den Banken und unserer Arbeitswut. Sklaven von wenigen Wirtschaftsimperien, die bestimmen, wie wir zu funktionieren und als Konsumenten uns zu verhalten haben. (www.thrivemovement.com)

Bei den Wechseljahresstörungen kommt noch hinzu, dass sich die Energie, die ein Leben lang unterdrückt wurde, den Weg nach Außen oder besser gesagt in die Verwirklichung suchen möchte.

Der ganze Körper ist in Aufruhr. Die Energie, die im Körper gestaut ist, möchte sich endlich befreien. Der ganze Körper schwitzt. Man erlebt viele Stresssymptome, die einen inneren Aufruhr verursachen. Nicht gelebte Themen, die doch in der Seele abgespeichert sind, verschaffen sich ein Ventil, um sich doch noch bemerkbar zu machen. Deshalb ist es bei der Begleitung von massiven Störungen in den Wechseljahren extrem wichtig, sich über nicht gelebte und ins Leben gebrachte Persönlichkeitsanteile, also „ungeborene Kinder", Gedanken zu machen und diese Themen energetisch nachzubegleiten. Eine gute Hilfe dafür kann die Abfrage über das Lebensjahrsiebtsystem der Anthroposophen sein, in dem universelle und archaische Themen, die jeden Menschen in der Inkarnation betreffen, dargestellt sind. (siehe Seite 81)

Das Thema Hormone sind auch nicht gelebte Männlichkeit oder Weiblichkeit als sexueller Gegenpart. Jeder Mensch ist weibliche und männliche Energie in einem. Wir sind zwar geschlechtlich durch unser Geschlecht fest gelegt, haben aber auch die gegengeschlechtlichen Energien in uns. Die Menschen, die von der Umwelt am angenehmsten wahrgenommen werden, sind die Menschen, die den männlichen und weiblichen Anteil in sich leben können. Die je nach Bedarf und Situation, die jeweils angebrachte weibliche, intuitive und kreativ-erfassende oder die männliche, logisch und analysierend funktionierende Persönlichkeit, zum Einsatz bringen können.

Hormonelle Störungen haben auch den Hintergrund, dass sich der Mensch in seiner Haut, aus welchen Gründen auch immer, nicht wohl fühlt. Man meint eventuell, man stecke in einem Körper gefangen, aus dem es kein Entrinnen gibt. Man sei im falschen Geschlecht geboren, das häufig durch Bemerkungen der Eltern in der Kindheit ausgelöst wird („eigentlich hättest Du ja ein Junge/Mädchen werden sollen“).

Oder man hat einfach keine Lust, eine Inkarnation in einem irdischen Körper zu verbringen und ist nie in dieses Leben inkarniert. Hinweise auf eine solche Form von „Nichtinkarnation“ sind ständige Ereignisse oder Unfallhäufigkeiten im Leben eines Menschen, die immer wieder Situationen schaffen, in denen man exkarnieren, also aus der Inkarnation aussteigen könnte. Bei Kindern zeigt sich dies häufig schon in frühen Jahren durch eine extreme Verträumtheit oder das Kind lebt in einer surrealen Welt, die ihm hilft, den ungeliebten Alltag besser zu ertragen. Die Alchemie spricht vom Kind, das auf dem Mond lebt, also dem Repräsentanten für das Urprinzip Mutter an sich . Man erkennt dies gut an Krankheiten beim Kind, die häufig in Zyklen von 29 Tagen, also dem Mondzyklus auftreten.

## Befreiung aus Abhängigkeiten

Das Hauptthema hormoneller Störungen im energetischen Bereich ist das Thema Unterdrückung. Die meisten Menschen mit hormonellen Störungen sind durch dieses Thema mehr oder weniger betroffen. Deshalb möchte ich in diesem Kapitel die Befreiung aus Abhängigkeiten in drei Phasen beschreiben, die Ihnen klar macht, wie Sie körperlich, seelisch und geistig „versklavt" sind.

Wenn Sie an Reinkarnation glauben, können Sie sich vorstellen, dass Sie schon in vielen vergangenen Leben versklavt waren, oder eventuell selbst als Person tätig waren, die andere Menschen versklavt hat.

Wenn Reinkarnation eine völlig abstruse Idee für Sie darstellt, können Sie sich vorstellen, dass in Ihrem Unterbewusstsein Muster abgespeichert sind, die eine Resonanz zum Thema Unterdrückung haben.

Letztendlich geht es darum, sich erst einmal bewusst zu machen, wo und wie wir versklavt sind oder uns selber versklaven.

Wir sind Sklaven von Fernsehen, von Zucker, Tabak, Geld, Kirche, staatlichen Institutionen und Macht. Sklaven unserer Süchte, von Kaffee und von unserem Reihenhaus, das wir uns eigentlich gar nicht leisten können. Wir sind Sklave der Banken, die unser Leben auf Pump finanzieren. Wir sind Sklave unseres Denkens, das uns von der Meinung anderer Menschen abhängig macht.

In der modernen Psychologie spricht man eher von Opferhaltung. Dies ist letztendlich gesehen exakt das Gleiche. Entweder bin ich Opfer oder Sklave, oder Täter beziehungsweise Sklaventreiber. Das Spiel kann so lange gespielt werden, wie Menschen bereit sind, in diesem Spiel mitzumachen. Häufig begreifen wir gar nicht, dass wir dieses Spiel überhaupt spielen. Wir projizieren nach Außen, suchen den Schuldigen im Außen und geben die ganze Verantwortung für uns, unsere Gesundheit und unser Wohlbefinden komplett an andere Menschen bzw. Therapeuten ab.

Die Befreiung aus der Opferrolle geschieht über Bewusstheit, um dann für das neu erworbene Bewusstsein die volle Verantwortung für unser Leben zu übernehmen. In dem Moment, in dem wir Verantwortung für uns und unser Leben übernehmen, werden wir frei vom Opfer-Täter-Schema.

Sie erkennen, dass die Befreiung vom Opfer-Täter-Spiel eine Menge an kreativer Lebensenergie, die Teil Ihres Potenzials ist, freisetzt. Diese Energie hilft Ihnen, Ihr Leben selbstverantwortlich zu gestalten, und vom Prinzip des „man kann ja doch nichts machen" zu befreien. Kreativität hilft, das eigene Leben so zu gestalten, dass man am schnellsten aus dem Opfer-Täter-Prinzip erlöst wird.

Hier stelle ich Ihnen nun drei Mischungen vor, die Ihnen erst auf körperlicher Ebene, dann auf seelischer und schlussendlich auf geistiger Ebene klar machen, wie und wo in Ihrem Leben Sie versklavt sind. Nehmen Sie sich für jede dieser Phasen genügend Zeit, in der Regel veranschlage ich in der Praxis einen Zeitraum von ca. 8 bis 12 Wochen je nach Bewusstheit des Patienten.

## Befreiung aus Opfer-Täter-Schema Phase 1:

In dieser Phase geht es darum, Ihnen zu zeigen, wo und wie Sie sich auf materieller Ebene versklaven lassen. Sie können Sklave Ihres Hauses, Ihres Besitzes, Ihrer Kinder oder Ehepartner, oder einfach Sklave des Geldes sein. Häufig zeigt sich dies in Form von körperlichen Störungen, die Symptome von körperlichem Missbrauch über einen längeren Zeitraum zeigen. Zum Beispiel Verbiegungen an der Wirbelsäule, Deformitäten der Extremitäten oder einzelner Knochen. Oder eine hormonelle Störung, die durch einen direkten Defekt des Hormongewebes ausgelöst wird.

Stellen Sie sich einfach vor, wie sich der Körper eines Sklaven wohl verändert, der tagaus tagein seinen Körper auf die gleiche Art und Weise schinden muss.

## Befreiung Phase 1

## Phylak Sachsen GmbH

Okoubaka aubrevillei
Rosmarinus officinalis
Malva silvestris
Mandragora officinalis
Melilotus
Mentha piperita
Urtica
Sarsaparilla

**Dosierung:**
Nehmen Sie von dieser Mischung nach Fibonacci bis 3 x 8 Tropfen tgl. ein. (Siehe Seite 94)

**Wirkung:**
Diese Mischung soll Ihnen zeigen, wo Sie sich auf materieller Ebene versklavt haben oder versklaven lassen und welche Auswirkungen dies auf Ihre Gesundheit hat.

## Befreiung aus Opfer-Täter-Schema Phase 2:

Hier geht es um das Aufzeigen von seelischen Versklavungen. Oft geht es hier um Abhängigkeiten von Menschen. Von Emotionen, aus denen wir uns nicht befreien können. Um eine unerlöste Wut und Trauer, an die wir mit unserem Verstand nicht herankommen können. Um Depressionen, die einen Aufschrei unserer geschundenen Seele darstellen. Oder um einen Burn Out, wo wir die Signale unserer Seele über Jahre und Jahrzehnte missachtet haben.

## Befreiung Phase 2

## Phylak Sachsen GmbH

Iris
Lycopocium clavatum
Malva silvestris
Mandragora officinale
Viscum album
Yohimbe
Echinacea purpurea
Betula alba
Amygdala amara

**Dosierung:**
Dosieren Sie im Bereich der Seele von 4 bis 7 Tropfen pro Gabe. Sie können hier mit 4 Tropfen beginnen, und dann steigern auf 7 Tropfen oder auch wieder rückwärts in absteigender Reihenfolge dosieren.

**Wirkung:**
Diese Mischung soll sie von seelischer Sklaverei befreien, damit Sie lernen, wie und wo Ihnen Fallen gestellt werden, die Sie in Ihrem tiefsten Inneren, also in Ihrer Seele unfrei werden lassen. Positiver Nebeneffekt dieser Mischung ist häufig, dass man problemlos im Freundes- und Bekanntenkreis ausmisten kann, und sich leicht von Menschen trennen, die einem auf seelischer Ebene nicht mehr gut tun.

## Befreiung aus Opfer-Täter-Schema Phase 3:

Phase 3 bedeutet, Sie befreien Ihren Geist und Ihr Denken aus der Opferhaltung. Geistige Versklavung findet heute weitgehend über die Medien und Meinungsmache in Form von (Falsch) Informationen statt. Noch nie in der Geschichte der Welt gab es so viel Gedrucktes, aber auch so viel verzerrt dargestellte Weisheit wie in unserem Jahrhundert.

Geistige Beeinflussung beginnt beim Verkauf von Versicherungen, einem fiesen Geschäft mit den Urängsten von Menschen, oder in der Medizin der „Prophylaxe“ und Gesundheitsvorbeugung durch Impfungen oder fragwürdige Frühdiagnostik, die den Menschen in falscher Sicherheit und Abhängigkeit von Systemen hält.

Sie erkennen, dass die Befreiung vom Opfer-Täter-Spiel eine Menge an kreativer Lebensenergie, die Teil Ihres Potenzials ist, freisetzt. Diese Energie hilft Ihnen, Ihr Leben selbstverantwortlich zu gestalten, und vom Prinzip des „man kann ja doch nichts machen" zu befreien. Kreativität hilft, das eigene Leben so zu gestalten, dass man am schnellsten aus dem Opfer-Täter-Prinzip erlöst wird.

## Befreiung Phase 3

## Phylak Sachsen GmbH

Iris
Iberis amara
Lycopodium clavatum
Lobelia inflata
Malva silvestris
Mandragora officinale
Viscum album
Yohimbe
Echinacea purpurea
Betula alba
Amygdala amara

**Dosierung:**
Nehmen Sie diese Mischung als Spray in die Aura, also über den Kopf versprüht, oder nach Fibonacci bis 3 x 3 Tropfen (Siehe Seite 94)

**Wirkung:**
Die Phase 3 befreit Ihr Denken von falschem Sicherheitsdenken, von Manipulation und der geistigen Übergriffigkeit anderer Menschen oder der Massenmedien.

## Die Schilddrüse – das launische Organ

Schilddrüsenstörungen, egal ob Über- oder Unterfunktion haben in den letzten Jahren in der Praxis massiv zugenommen.

Die Ursachen habe ich schon im Kapitel „Ursachen von Hormonstörungen" ausführlich erklärt. Die Schilddrüse als Teil des hormonellen Systems ist also von den Störungen im hormonellen System ebenso stark betroffen wie die Keimdrüsen.

Die energetischen Themen der Schilddrüse sind hauptsächlich das Thema: „Ich fühle mich als Opfer und werde unterdrückt". Die energetische Begleitbehandlung sind also die drei Mischungen, in der angegebenen Reihenfolge, die ich im Kapitel „Befreiung aus Abhängigkeiten" beschrieben habe. Sie sollten parallel zu den im folgenden aufgeführten körperlichen Mischungen die energetischen Rezepturen Befreiung aus Täter-Opfer-Schema Phase 1 bis 3 als energetische Begleitbehandlung nehmen. Beachten Sie bitte bei der Einnahme, dass Sie eine halbe Stunde Abstand zwischen der Einnahme der unten aufgeführten körperlichen Mittel und den energetischen aus Befreiung Opfer-Täter-Schema Phase 1 bis 3 Mischungen lassen.

Da die Schilddrüse mit vielen Aufgaben am Funktionieren des ganzen Körpers beteiligt ist, können Sie vielleicht ermessen, welche Auswirkungen Störungen auf Ihr Wohlbefinden haben.

Unabhängig davon, ob es sich bei Ihnen um eine Unter- oder Überfunktion der Schilddrüse handelt, werden die unten angegebenen Mittel in gleicher Dosierung eingenommen. Die Mittel in der Naturheilkunde sind immer so konzipiert, dass eine Harmonisierung der Schilddrüse erreicht wird. Die Mittel wirken also auf das Gewebe ein, dass sich selbst heilen und somit ausgeheilt seine normale Funktion wieder übernehmen kann.

## Rezepturen:

### Rezeptur Phylak Sachsen GmbH

Schilddrüse Phase 1 Regeneration:
Iris 1
Nux vomica 1
Valeriana officinalis 1

**Dosierung:**
Nach Fibonacci bis 3 x 9 Tropfen in Wasser nehmen. Nehmen Sie von dieser Mischung eine 100 ml Flasche bis zu Ende.

**Wirkung:**
In der ersten Phase der Behandlung soll die Schilddrüse und das Gewebe vorsichtig mit ausheilenden Wirkstoffen versorgt werden. Hier geht es darum, die Basis für ein gutes Funktionieren der Schilddrüse zu legen.

! CAVE: Nehmen Sie in beiden Phasen die hormonelle Basismischung parallel gleichzeitig ein, die ich im Kapitel auf Seite 31 beschrieben habe. Denken sie dabei bitte an die jeweilige geschlechtsspezifische Variante.

Schilddrüse Phase 2 Regeneration:
Fucus 1
Amygdala amara 1
Melilotus 1
Iris 1
Nux vomica 1
Eleutherococcus senticosus 1
Rauwolfia serpentine 1
Okoubaka aubrevi lei 1
Tilia (europaea) 1

**Dosierung:**
Nach Fibonacci bis 3 x 9 Tropfen in Wasser nehmen

**Wirkung:**
In dieser Phase soll die normale Funktionsweise der Schilddrüse wieder hergestellt werden.

## VVVPOM – Autoaggressionserkrankungen

Autoimmunerkrankungen nehmen immer mehr zu. Die genauen Mechanismen sind bisher noch nicht geklärt. Man geht davon aus, dass ein ständig überlastetes Immunsystem durch massiven Einsatz von Antibiotika, die Vergiftung des Menschen mit Umweltgiften und Schwermetallen, und zuletzt die massiv gestörte Darmflora zum großen Teil an der steigenden Zahl von Autoimmunerkrankungen verantwortlich sind.

Bei einer Autoimmunerkrankung erkennt das Immunsystem körpereigenes Gewebe nicht mehr, und greift es an, da es als Fremdkörper identifiziert wurde. Diese Fehlreaktion steht natürlich am Ende einer langen Kette von nicht adäquaten Reaktionen eines Immunsystems, das ständig überfordert wurde.

Was als Autoimmunerkrankung gewertet wird, wird heute bereits auch in der Schulmedizin kontrovers diskutiert. Die Definition geht von den bisher bekannten klassischen Autoimmunerkrankungen wie zum Beispiel Rheuma, Arthrose oder Multiple Sklerose, und es wird diskutiert, ob die meisten modernen Erkrankungen nicht auch eine noch nicht erkannte Autoimmunreaktion des Körpers sein könnten.

Als Beispiel führe ich den essentiellen Bluthochdruck an, für den es nach diagnostischer Sicht keine Ursache gibt (essentiell). Vielleicht gibt es ja bisher noch nicht bekannte Antikörper, die die innerste Schicht der Blutgefäße (Intima) stören und somit die Rezeptoren, die den Blutdruck im Körper regulieren sollen, negativ beeinflussen. Es gibt viele Denkmodelle, die man hier anführen könnte.

Deshalb ist die Überlegung allgemein im hormonellen Bereich, ob eine massive Verschiebung des hormonellen Blutbildes nicht eventuell eine autoimmune Grundkomponente enthalten könnte.

Für die in diesem Buch angeführten Krankheitsbilder gilt die Mischung für die Autoimmunreaktion an der Schilddrüse, den sogenannten Hashimoto. Doch können Sie sich überlegen, ob Sie die angegebene Mischung nicht grundsätzlich bei allen hormonellen Störungen parallel begleitend einsetzen. Diese Mischung wird dann gleichzeitig mit der jeweiligen spezifischen Hormonmischung gegeben.

Doch der Begriff „Autoimmun" und „autoaggressiv" muss natürlich im Kontext hormoneller Störungen erweitert gesehen werden. Auch als auotaggressiv gegen das Leben, indem man Persönlichkeitsanteile nicht lebt, und die hormonellen Störungen einem dies deutlich durch ein völlig entgleistes Hormonsystem deutlich machen. Falls Sie das Gefühl haben, sie sind geistig auf einem destruktiven und zerstörerischen Lebenstrip, können Sie die im Kapitel aufgeführte Mischung VVVPOM in der angegebenen Variante auch als geistiges Mittel nehmen. Sprühen Sie bei dieser Indikation einen Hub tgl. in die Aura oder geben Sie einen Tropfen aufs Dritte Auge, also dem Punkt zwischen Ihren Augenbrauen.

Die Anforderungen an eine Therapie von Autoimmunerkrankungen bedeutet also, das Immunsystem sanft zu „modulieren", damit Reaktionen in die Hypo- oder Hyperfunktion abgepuffert werden können. Es soll keine Reaktion nach unten, also eine sogenannte Immunsuppression (Unterdrückung des Immunsystems), aber auch keine Überreaktion geben, die eine allergische Reaktion nach sich ziehen würde.

Dies stellt natürlich an die Dosierung besondere Anforderungen. Da es sich beim Immunsystem um ein an sich schon sehr empfindliches System handelt, ist hier bei der Dosierung der Autoimmunreaktionen besondere Vorsicht geboten. Die nachfolgend aufgeführte Mischung wird als eigene Rezeptur in einer gesonderten Flasche hergestellt.

In der hier aufgeführten Erklärung zur Rezeptur finden Sie die energetischen Indikationen, die in eine Autoimmunreaktion des Körpers führen können. Durch die niedrige Dosierung im energetischen Bereich werden diese Themen in Ihrem System abgefragt, und können bei entsprechender Bereitschaft durch Sie bearbeitet werden. Das Bearbeiten dieser Themen erfolgt meist dadurch, dass Sie sich der Themen überhaupt erst einmal bewusst werden, und dann durch dieses erweiterte Bewusstsein eine Verhaltensänderung erfolgen kann. Dies ist meist auch schon der Hauptbestandteil der Therapie.

### Datura stramonium

- Überreaktionen in jeglicher Form
- Der Patient ist außer Rand und Band

### Coffea arabica

- Kehrt energetisch Prozesse um, die in die falsche Richtung laufen

### Nicotiana tabacum

- Enthüllt alle verborgenen Mechanismen, die zur Krankheit geführt haben

### Vinca minor

- Verbindung zwischen Vergangenheit und Gegenwart.
- Entfernt selbstzerstörerische Eigenschaften, die uns auf unserem Lebensweg behindern.

### Viscum album

- Vergangenheit / Mond.
- Reguliert die Achse Erde – Mutter / Himmel – Vater.
- Angleichung des Menschen an seine Inkarnation.

### Valeriana officinalis

- Gegenwart / Erde.
- Nächtliche Sonne, die im Schlaf die Seele heilt.
- Verbindung zwischen der menschlichen und der göttlichen Ebene.

### Pulsatilla

- verwandelt übermäßige, störende Sensibilität in einen Prozess der Achtsamkeit und der erweiterten konstruktiven Wahrnehmung

### Okoubaka aubrevillei

- Bringt alle versteckten, bewussten oder unbewussten Geheimnisse an die Oberfläche und wandelt diese in konstruktive lebensspendende Energie um.
- Akzeptanz des eigenen Schattens.
- Entfernt das Negative aus unserem Körper und wandelt eigenen Schatten in Licht um

### Mandragora officinale

- Erlöst die Schattenanteile, das „Schwarze“ in uns, das in Resonanz mit verschiedensten Erregern gehen kann und diesen Tür und Tor öffnet zur Ausbreitung im Körper
- Bereitet uns auf die Begegnung mit unserem Schatten vor.

Die Dosierung ist äußerst vorsichtig zu handhaben. Folgende Regelungen für die Einnahme sollten Sie unbedingt beachten, da es sonst zu unangenehmen Reaktionen kommen kann. Die Rezeptur, die Sie benötigen, um eine Mischung in der Apotheke herstellen zu lassen, finden Sie auf Seite 57.

Sie dosieren sehr langsam einschleichend und nehmen die Tropfen trotz der niedrigen Dosierung in viel Wasser (ca. 300 ml) ein. Dosieren Sie am besten nach Fibonacci (siehe Kapitel Dosierungen Seite 94) und gehen über die Einnahme von 3 x 5 Tropfen täglich nicht hinaus. Die Tropfen können Sie mit jeder von Ihnen sonst verwendeten Basismischung, die für körperliche Beschwerden eingenommen werden, gemischt werden.

Der in der Praxis wirksamste Bereich ist in der Dosierungsebene von 1 bis 5 Tropfen. In diesem Bereich gibt es kaum oder nur sehr geringe unangenehme Nebenwirkungen dieses Mischungsvorschlages.

## Hashimoto Thyreoiditis

Die entzündliche Erkrankung der Schilddrüse wird bei fast 8 % der Bevölkerung vermutet. Ca. 2 % sind auf diese Krankheit positiv getestet. Dies bedeutet, dass ein weiterer großer Anteil in der Bevölkerung unerkannt an dieser neuen Volkskrankheit leidet. Frauen leiden in einem Verhältnis von 10 : 1 zu Männern erheblich häufiger an dieser Krankheit.

Beim Hashimoto handelt es sich um einen autoimmunen Prozess, bei dem Antikörper fälschlicherweise das körpereigene Schilddrüsengewebe angreifen und eine Entzündung in der Schilddrüse verursachen. Autoimmunprozesse bedeuten immer, dass der Mensch gegen sich selbst vorgeht. Dass er sich selbst nicht liebt. Dass er seinen wahren Wert nicht schätzen oder einschätzen kann. Der Körper ist so verwirrt, dass er nicht merkt, dass er gegen körpereigenes Gewebe, also gegen sich selbst vorgeht.

Man vermutet, dass in den Industrieländern durch einen zu hohen Hygienestandard und dem damit verbundenen Belastungen des Immunsystems durch chemische Stoffe, und nicht durch in der Natur vorkommende Erreger, die das Immunsystem trainieren würden, eine Fehlreaktion des Immunsystems gegen den Körper provoziert wird.

Ein Hashimoto kann durch eine einfache Blutuntersuchung, und durch einen zusätzlichen Ultraschall, in dem sich das zerstörte Gewebe darstellen lässt, leicht diagnostizieren. Trotzdem haben viele Menschen einen langen Leidensweg mit vielen Fehldiagnosen, bevor die Diagnose Hashimoto gestellt wird.

Die Hypophyse, eine Drüse im Gehirn, steuert die Produktion der Schilddrüsenhormone. Wenn zu wenig Produktivität der Schilddrüse vorliegt, werden mehr TSH, also die Schilddrüse stimulierende Hormone produziert, und umgekehrt, bei zu hoher Aktivität nimmt die Produktion von TSH ab. Oft werden diese Werte als eine Basis für eine funktionierende Schilddrüse genommen. Es ist aber leider so, dass es oft bei chronischen Entzündungen einen „normalen" Wert anzeigt, da der Referenzbereich für die Schilddrüsenfunktion in einer hohen Bandbreite besteht oder die Schilddrüse auf die Entzündung mit den Laborwerten noch nicht adäquat reagiert hat.

Für die Schulmedizin ist diese Krankheit chronisch, kann also nicht ausgeheilt werden. Oft werden unter Überwachung der Laborwerte substituierende Medikationen gegeben, um die Symptome der Thyreoiditis abzuschwächen.

Am Anfang der Erkrankung zeigt der Patient oft Symptome einer Überfunktion, die dann allmählich in die bekannten Symptome der Unterfunktion übergehen.

### Mögliche Symptome zu Beginn der Erkrankung:

Durchfall,
Gewichtsverlust
Herzklopfen
Haarausfall,
Schwitzen,
Zittern,
Unruhe
Nervosität
Zyklusstörungen

Nachdem die Schilddrüse durch die ständige Entzündung in die Unterfunktion gekommen ist, sind folgende Symptome häufig:

- Antriebsarmut, Müdigkeit, Niedergeschlagenheit
- Schwindel und Wahrnehmungsstörungen
- Motivationslosigkeit
- Konzentrations- und Gedächtnisstörungen
- Depressive Verstimmung
- Angstzustände und Panik
- trockene und rissige Haut
- Haarausfall, brüchige Haare und Nägel
- Verstopfung und Verdauungsstörungen
- Frieren und erhöhte Kälteempfindlichkeit
- hoher Blutdruck, niedriger Puls, verlangsamter Herzschlag
- Muskelschwäche und Muskelverhärtungen
- Schlafstörungen
- Gelenk- und Muskelschmerzen
- Nackenschmerzen und -verspannungen
- Wassereinlagerungen besonders an den Augenliedern und im Gesicht

- verminderte Libido
- Bei Frauen: Zyklusstörungen

Die Symptome sind vielfältig, und häufig ist nur ein dumpfes Grundgefühl im Patienten vorhanden, dass etwas nicht stimmt. Oft jedoch in keinster Weise greifbar, da die Betroffenen aufgrund schlechter Erfahrungen in der Vergangenheit einen Gang zum Behandler scheuen.

Für die begleitende Behandlung eines Hashimoto gehen Sie folgendermaßen vor:

Verwenden Sie als Basisrezeptur in der Dosierung nach Fibonacci die Mischung PS 120.3 in der jeweiligen geschlechtsspezifischen Variante.

Den genauen Umgang mit dieser Rezeptur lesen Sie im Kapitel Hormonelle Basismischung nach.

Zusätzlich zu der Basisrezeptur brauchen Sie einen Rezepturanteil, der auf die spezifischen Anforderungen in bezug auf die Autoimmunerkrankung als Grunderkrankung des Körpers eingeht.

Bei einer Autoimmunerkrankung handelt es sich um ein Immunsystem, das über Jahre oder vielleicht auch Jahrzehnte durch verschiedenste Faktoren in immer größeren Reizprozessen schließlich dazu geführt hat, dass der Körper Freund und Feind nicht mehr unterscheiden kann, und nun Antikörper gegen die Schilddrüse gebildet hat.

Eine Autoimmunerkrankung ist übrigens nicht nur auf die Schilddrüse beschränkt. Das Immunsystem kann vielfältige Antikörper gegen jede Art von Körpergewebe bilden. Und je nach Ort der Lokalisation heißen die Krankheiten dann Rheuma, Morbus Crohn, Colitis ulcerosa, etc.

Wie die Mischung im Einzelnen aufgebaut ist, und wie die Wirkung energetisch funktioniert, erkläre ich Ihnen nachfolgend.

Lesen Sie auch das Kapitel Autoaggressionserkrankungen auf Seite 48 aufmerksam durch. Dort ist die Rezeptur unter vorwiegend energetischen Gesichtspunkten ausführlich erklärt.

## VVVPOM – Mischung bei Autoimmunerkrankungen

### Vinca minor

- Erhöhung der Natural Killer Zellen (zelltoxische, unspezifische Lymphozyten).
- „Trojanisches Pferd", bringt die anderen Pflanzen unerkannt zu den Erregern.
- Verbindung zwischen Vergangenheit und Gegenwart.
- Entfernt selbstzerstörerische Eigenschaften, die uns auf unserem Lebensweg behindern.

### Viscum album

- Reduziert Gewebsübersäerung.
- Vergangenheit / Mond.
- Reguliert die Achse Erde – Mutter / Himmel – Vater.
- Angleichung des Menschen an seine Inkarnation.

### Valeriana officinale

- Eliminiert Schwermetalle und Candida albicans.
- Gegenwart / Erde.
- Nächtliche Sonne, die im Schlaf die Seele heilt.
- Verbindung zwischen der menschlichen und der göttlichen Ebene.

### Pulsatilla

- stabilisiert Immunsystem

### Okoubaka aubrev llei

- dämpft Überreaktionen des Immunsystems
- reguliert das Immunsystem des Darmes (= Peyersche Plaques = darmassoziiertes lymphatisches Gewebe)
- Verhindert Autointoxikation des Körpers
- Entfernt das Negative aus unserem Körper und wandelt eigenen Schatten in Licht um

### Mandragora officinale

- Immunstimulierend
- erlöst die Schattenanteile, das „Schwarze" in uns, das in Resonanz mit verschiedensten Erregern gehen kann und diesen Tür und Tor öffnet zur Ausbreitung im Körper

Diese Mischung wurde mit sehr viel Erfolg in den letzten Jahren mit folgenden Pflanzen dynamisiert:

**Datura stramonium** überschießende Reaktionen werden auf ein Normalmass reduziert

**Coffea arabica** und **Nicotiana tabacum** helfen dem Immunsystem über die Beeinflussung des Nervensystems, das mit dem Immunsystem eng zusammen hängt, sich schneller zu erholen.

Die Rezeptur sieht also folgendermaßen aus:

## Rezeptur nach Phylak Sachsen GmbH

„Autoimmun"

Datura stramonium
Coffea arabica
Vinca minor
Viscum album
Valeriana officinalis
Pulsatilla
Okoubaka aubrevillei
Mandragora officinale
Nicotiana tabacum
Datura stramonium

### Dosierung:

Nach Fibonacci bis 3 x 5 Tropfen zusammen mit der Basismischung Hormone gleichzeitig eingenommen (Dosierung siehe Seite 94)

### Wirkung:

Diese Autoimmunmischung ist darauf abgestimmt, die Reaktionen des Körpers, der ja durch eine Überstimulation Antikörper gegen körpereigenes Gewebe gebildet hat, in einen normalen Modus zu bringen.

! CAVE: Bei bekanntem Hashimoto der Schilddrüse erst einmal mit den vorgestellten Mischungen Autoimmun und Basismischung Hormone arbeiten. Wenn die Antikörperwerte je nach Ausprägung stark gesunken sind, kann die Basismischung Hormone durch die Schilddrüsenmischung Phase 1 und dann Phase 2 ersetzt werden.

## Burn-out – ein hormonelles Problem

Für die Reizleitung in unserem Nervensystem besitzen wir zwei verschiedene Nervenbahnen. Die eine Nervenbahn, der sogenannte Vagus, ist der Nerv, der vorwiegend beansprucht wird, wenn wir uns in Ruhe befinden. Dann finden Aktivitäten wie zum Beispiel Verdauung und Stoffwechsel in unserem Körper statt.

Der andere Nerv ist der Sympathikus, der immer dann in Aktion ist, wenn wir agil und munter sind, oder wenn sich der Körper im Stressmodus befindet. Alle Aktivitäten, die nicht der Fluchtbereitschaft des Körpers dienen, werden abgeschaltet (Verdauung, Stoffwechsel, etc.) und der Körper konzentriert sich auf die Herzfrequenz, die Durchblutung und die Aktivität des Gehirnes.

Bei einem gesunden Nervensystem kann der Körper problemlos zwischen Anspannung und Entspannung umschalten, also je nach Bedarf den Körper an die Umweltbedingungen anpassen.

Wenn Sie dauerhaft im Stress sind, wird die Umschaltphase immer schwieriger. Häufig wird dann mit Alkohol oder Tabletten zum Entspannen nachgeholfen.

Der Körper läuft also häufig auch in Ruhephasen so weiter, als ob er sich im Stress befinden würde. Um das etwas langwierige und leitungslange Nervensystem zu umgehen, schaltet der Körper irgendwann auf eine hormonelle Steuerung der Stressbereitschaft um. Jetzt wird je nach Bedarf ein Hormon an die Nebenniere gesandt, welches dort eine Ausschüttung von Adrenalin bewirkt, einem Stresshormon, das den Körper sofort in einen Fluchtmodus versetzen kann.

Wenn Sie jetzt versuchen, den Stress mit beruhigenden Mitteln in den Griff zu kriegen, behandeln Sie das Problem am falschen Ende. Das eh schon sehr in Mitleidenschaft gezogene Nervensystem wird noch weiter belastet, und das Ergebnis wird sein, dass Sie sich nur noch müder fühlen, aber innerlich unruhig bleiben.

Die Lösung ist hier, ein Mittel zu verwenden, dass die Adrenalinausschüttung an der Nebenniere unterbindet, so dass diese wieder andere Hormone und Cortisol, ein entzündungshemmenden körpereigenen Stoff, bilden kann.

Wenn man in der Hochphase eines Burn Out eine Rezeptur einnehmen würde, die das nervliche System beeinflusst, würde der Energiehaushalt des eh schon geschundenen Körpers noch weiter runter fahren. Der Mensch fühlt sich noch schlechter als zu Beginn der Therapie. Die Themen wie Energielosigkeit und Niedergeschlagenheit werden eher verstärkt als abgeschwächt.

Die spagyrischen Rezepturen sind also neben den energetischen Begleitthemen darauf ausgerichtet, die hormonelle Achse zwischen Hypophyse und Nebenniere wieder zu harmonisieren.

Neben der spagyrischen Therapie muss es aber auch eine Änderung der Lebensführung und Denkgewohnheiten geben. Die besten Hinweise für ein gesundes und stressfreies Leben finden sich in der Philosophie des Dao, einer chinesischen Weisheitslehre, die sich mit den gesunden und natürlichen Rhythmen des Lebens beschäftigt.

In der traditionellen chinesischen Medizin gibt es schon seit Jahrtausenden Hinweise und Regeln auf eine Lebensführung, die den Menschen nicht ausbrennen lässt, sondern trotz hoher Belastungen fit und leistungsfähig bleiben. Die Philosophie des Dao sagt dazu folgendes:

1. Erwarte keinen Dank für das, was Du tun musst. Sondern tu alle anstehenden Dinge freiwillig und ohne eine Gegenleistung dafür zu erwarten. Doing, what has to be done.

2. Praktizieren Sie das Prinzip der Demut und Bescheidenheit in allen Dingen. Demut heißt Mut zum Dienen. Sie sehen Ihre Leistung nicht mehr als etwas von der übrigen Welt Abgespaltenes, sondern als ein Dienst an der Entwicklung der Menschheit. Seien Sie nicht missgünstig gegenüber anderen Menschen. Jeder hat

seinen Rucksack für dieses Leben zu tragen, egal wie toll es nach außen hin aussieht.

3. „Sei niemandes Knecht, solange Du Dein eigener Herr sein kannst" (Paracelsus). Versuchen Sie, sich so weit als möglich von autoritären Machtstrukturen zu befreien oder gar nicht erst beherrschen zu lassen. Ein einfacher Lebensstil ohne Kredit, Leasing, und Co. Ist da schon mal ein guter Anfang. Überlegen Sie ständig, wie Sie ein noch einfacheres Leben führen können, ohne an Lebensqualität zu verlieren oder diese zu stark einzuschränken. Entfernen Sie Gegenstände aus Ihrem Leben, die extrem aufwendig sind. Nehmen Sie zum Beispiel ein aufwendiges Kleidungsstück, welches den Modus Waschen, Bügeln und wieder Anziehen nicht durchlaufen kann. Sie müssen es gesondert weglegen, damit es nicht versehentlich in die Wäsche gerät, zur Reinigung bringen, wieder abholen und den ganzen Modus wieder von vorne beginnen. Außerdem ist Ihr Gehirn die ganze Zeit damit belastet, nur nicht zu vergessen, dass dieses Kleidungsstück ja gesondert behandelt werden muss. Ihre Lebenszeit ist eingeschränkt. Überlegen Sie sich, ob Sie diese mit Freunden, den Kindern, oder in der Reinigung verbringen möchten. Im Laufe dieses Prozesses werden immer mehr Dinge (und wahrscheinlich auch Menschen) aus Ihrem Leben entfernt, die sich als Energie- und Zeiträuber entpuppen.

4. Seien Sie völlig frei von Ehrgeiz. Ehrgeiz erzeugt Stress, der im heutigen eh schon sehr stressigen Leben noch mehr Spannung und Druck in Ihrem Leben aufbaut. Dies äußert sich dann in körperlichen Beschwerden und Schlafstörungen. Denken Sie nicht, dass nur Sie die anstehenden Arbeiten erledigen könnten. Überlegen Sie, ob Sie Arbeit nicht „outsourcen" können, und somit anderen Menschen Arbeit und Gelegenheit zum Wachsen geben können. Statt des Ehrgeizes sollten Sie Ihrer

Arbeit einen Sinn geben, so dass die Befriedigung nicht aus der Anerkennung der getanen Arbeit kommen muss.

5. Pflegen Sie Ihre „Religio", also die Rückbindung an die Energie allen Seins. Machen Sie sich auf die Suche nach einer spirituellen Basis, die Ihnen hilft, dem Strom des Lebens zu vertrauen und Existenzängste abzubauen. Überlegen Sie, was Sie mit dem, was Sie hier auf der Erde machen, anrichten. Hinterlassen Sie eine Erde, die für die Zukunft und die Menschen weiterer Generationen wieder etwas freundlicher aussieht, oder hinterlassen Sie die Erde so, wie es momentan in Ihrem Inneren aussieht. Öde, leer, sinnentleert, disharmonisch, ressourcenschädigend.

## Rezepturen:

Die ersten Rezepturen enthalten Pflanzen, die den Menschen aus der (meist selbst gewählten) Sklaverei befreien. Wir sind Sklaven von Internet, Telefon, Handys, Zucker und Tabak, von unsinnigen und lebensfeindlichen Gesetzgebungen der Regierungen, und schlussendlich von uns selbst und dem Denken in unserem Gehirn.

Lesen Sie in den Kapitel „Befreiung aus Abhängigkeiten" die Themen, die mit dem Prinzip Opfer oder ich bin Sklave verbunden sind. Sie können die dort aufgeführten Mittel in der angegebenen Reihenfolge einnehmen. Diese Mittel werden als Ergänzung zu der hier vorgestellten Mischung genommen. Da es sich dabei aber um energetische Mischungen, und der hier vorgestellten eine körperlich relevante Mischung handelt, muss wieder eine halbe Stunde Abstand zwischen der Einnahme der beiden Rezepturen eingehalten werden.

## Rezeptur Phylak Sachsen GmbH

„Bewusstsein durch Traumarbeit“

AES
BEM
ABA

Vorm Schlafengehen zwischen 1 und 7 Tropfen pur auf die Zunge geben.

### Wirkung:

Die Mischung AES enthält Pflanzen, die in Ihrem Unterbewusstsein während des Schlafes, in der sogenannten REM-Phase (Rapid-Eye-Movement) bisher Unverarbeitetes wieder an die Oberfläche kommen lassen. In dieser Phase schläft der Mensch, kann aber vom Gehirn her wie im Wachzustand Dinge verarbeiten. Diese Phase nutzt die Mischung AES, um die schockhaft nicht verarbeiteten Dinge, die nächtlich durch das Unterbewusstsein wandern, endgültig zu verarbeiten und die damit verbundenen körperlichen Schock- und Stressreaktionen zu verändern.

ABA öffnet die Augen, um zu sehen, also auch das Innere Auge, mit dem wir Dinge jenseits des bewussten Verstandes wahrnehmen. Wir lernen, schon getroffene Lebensentscheidungen noch einmal zu hinterfragen und gegebenenfalls auch wieder zu korrigieren, falls dies nötig erscheint.

Die Mischung BEM hilft uns schließlich, aufkommende Schuldgefühle, die häufig bei der Verarbeitung von Traumata und den Konsequenzen, die dadurch für die Lebensführung entstehen, zu verarbeiten. Oft sind notwendige und heilende Veränderungen mit massiven Schuldgefühlen behaftet. BEM hilft uns, diese anzuschauen, zu bewerten und richtig einzuordnen.

Die Pflanzen, die in der unten angegebenen Mischung PS 128.0 enthalten sind, liste ich nachfolgend auf, damit Sie sich ein Bild darüber verschaffen können, wie diese zusammengesetzt ist. Sie sollten die in dieser Mischung enthaltenen Pflanzen für die Rezeptur verwenden, auch wenn Ihnen die eine oder andere Pflanze eher unsympathisch oder für Ihre Beschwerden als nicht relevant erscheint. Eine Rezeptur ist mehr als die Summe der Einzelpflanzen, es geht hier vor allem um das Zusammenspiel der einzelnen Pflanzen.

Ich möchte in diesem Kapitel die im Mischungsvorschlag enthaltenen Pflanzen vorstellen, da diese die Kerntherapie bei Burn-out bilden.

### Tilia
= Wieder eine Idee für das Leben bekommen, wie es ursprünglich gemeint war, der Ratschluss Gottes

### Podophyllum peltatum
= Katalysator zur Heilung

### Cardiospermum halicacabum
= Pflanzliches Cortison

### Urtica
= Marspflanze, „Energie des Angreifens"

### Rosmarinus officinalis
= Erleichterung für alle Lebensbereiche, Energie einer frischen Meeresbrise

### Ephedra
= Ja zum Leben, stimuliert die Nebennierenrinde (Ephedrin)

### Angelica archangelica
= Die Leichtigkeit des Seins wieder entdecken

### Carduus marianus
= Unterstützung der Leberenergie, den eigenen Stachel loslassen und den anderen so annehmen, wie er ist

### Valeriana officinalis
= Beruhigung des Nervensystems, aus dem tiefen Tal der Tränen wieder nach oben kommen, aufsteigende Energie

### Arnica montana
= Motivation bei kurzfristigen depressiven Schüben und „Montagmorgengefühl"

### Lycopodium clavatum
= Den eigenen Wert entdecken und sich selbst schätzen lernen, das Leben auf einem Podest betrachten

## Rezeptur Phylak Sachsen GmbH

„Regeneration 1"

HA02
Tilia
Podophyllum peltatum
Cardiospermum halicacabum
Urtica
Rosmarinus officinalis
Ephedra
Angelica archangelica
Carduus marianus
Valeriana officinalis
Arnica montana
Lycopodium clavatum

**Dosierung:**
3 x 17 Tropfen in viel Wasser nehmen oder langsam bei 3 x 9 Tropfen beginnen und tgl. um einen Tropfen steigern bis zur Erhaltungsdosis 3 x 17 Tropfen.

Bei sehr stark belasteten Personen kann die Dosierung ausnahmsweise auf bis zu 3 x 24 Tropfen gesteigert werden.

**Wirkung:**
Die Mischung HA02 ist eine universelle Mischung für das gesamte Nervensystem, in dem die Themen Stress bereits enthalten sind. Darüber hinaus enthält sie die einzeln nicht verfügbare Pflanze Photinia fraseri, die energetisch dem Gold zugeordnet ist. Das Thema Gold in seiner unerlösten Form, nämlich dem Anhäufen von Besitz führt häufig zu Überlastung. Hier in der unerlösten Form geht es um das sinnentleerte Anhäufen von Besitztümern, das den Menschen in der Seele ausbrennen lässt. Photinia kehrt diesen Prozess um, und lässt den Menschen den wahren Wert von Besitz und den positiven Umgang mit diesem erkennen.

## Rezeptur Phylak Sachsen GmbH

„Regeneration 2“

NOUN 10,0
BV03 20,0
PS 613.1 70,0

**Dosierung:**
3 x 9 Tropfen täglich in Wasser

**Wirkung:**
NOUN enthält als Mischung Pflanzen, die den Menschen wieder in die Leichtigkeit kommen lassen. Diese energetische Mischung ist so konzipiert, dass sie die Energie und die Leichtigkeit von Delphinen in Ihr Leben bringen kann.

In den Rezepturen BV03 und PS 613.1 sind Pflanzen enthalten, die den Verdauungstrakt und die Leber stützen. Der Verdauungstrakt steht für Unverdautes im Leben, das häufig als Muster und Innerer Antreiber den Stressmodus beim Menschen bedient. Es werden als Erwachsener Muster gelebt, die häufig als Kind dazu gedient haben, den Eltern zu gefallen.

Die Leber ist wichtig mit all Ihren Funktionen, damit der Körper im Gesamten gut funktionieren kann. Außerdem kann die Leber als Wutorgan die erlöste Form der Wut, nämlich die gesunde Abgrenzung in Ihr Leben bringen. Diese ist in der Genesungsphase extrem wichtig, um neue Verhaltensweisen in Ihr Leben integrieren zu können.

Die beiden Mischungen Regeneration 1 und 2 werden zusammen in einem Glas mit viel Wasser (ca. 300 ml) eingenommen.

## CHEVAL – Power für Geist; Körper; Seele

Die Mischung CHEVAL ist eine vielseitig einsetzbare energetische Rezeptur. Sie finden im Anschluss eine Auflistung der den Anfangsbuchstaben von CHEVAL zugeordneten möglichen Pflanzen, damit Sie diese individuell an Sie angepasst für Ihre eigene Mischungszusammenstellung verwenden können.

C
H
E
V
A
L

Und ersetzen jeweils einen Buchstaben durch eine Pflanze, die zu Ihrem ganz individuellen Beschwerden passt.

Die Eigenschaften der Pflanzen entnehmen sie der Liste am Ende des Kapitels.

Die Mischung CHEVAL soll Sie mit den in Ihrem Inneren wohnenden Kräften bringen, die Ihnen Kraft und freiheitliches Denken schenken. Freiheitliches Denken ist der erste Schritt in die Abgrenzung. Sie müssen lernen, dass Sie nicht für die Menschen und Ihre Familie als Opfertier und Esel gedacht sind, sondern dass auch Sie das Recht und die Fähigkeit haben, Entscheidungen für sich zu treffen. Cheval bedeutet Pferd, und mit diesen Eigenschaften von Freiheit, Kraft und Würde sollen Sie in Kontakt gebracht werden durch diese Mischung.

Ein JA zum Eigenen Selbst befreit oft auch die Umgebung. Wenn die Menschen in Ihrer Umgebung merken, dass Sie nun anfangen, sich um sich selbst zu kümmern, werden diese auch ohne Ihr Zutun Eigenverantwortung für sich selbst zu übernehmen. Häufig führt dies dazu, dass Anforderungen, die bisher durch unreflektiertes Verhalten an Sie gestellt wurden, nun abnehmen, da jeder für sich bemerkt, wo er Verantwortung für das (gemeinsam) Leben übernehmen kann.

Die Mischung CHEVAL können Sie folgendermaßen anwenden:

Sie können diese Mischung als Spray herstellen lassen und mehrfach täglich in die Aura sprühen. Oder Sie verwenden diese Mischung als Tropfenmischung, und nehmen täglich zwischen 1 bis 9 Tropfen ein.

1 bis 3 Tropfen Einnahme bedeuten, dass sie eher auf der Geistigen Ebene ausgepowert sind.

4 bis 7 Tropfen sind wichtig, wenn Seelenprozess durch Unterversorgung von Energie zu stoppen drohen.

8 oder 9 Tropfen nehmen Sie ein, wenn Sie eine körperliche Reaktion auf die Einnahme haben möchten.

## Mögliche Pflanzen und deren Bedeutung:

### Cardiospermum halicacabum
= Energielosigkeit, weil man sich „missbrauchen“ lässt

### China
= Jemand aus Ihrem persönlichen Umfeld behindert Sie bewusst oder unbewusst

### Chelidonium
= Belastungen des Alltags leichter ertragen

### Catharanthus
= Mit den Lebensspielchen aufhören; sich selbst in einem Spiegel anschauen lernen; Projektionen auf andere Menschen beenden

### Convallaria majalis
= Es kommt zu einer Unterversorgung mit Energie, da man sich schnell bedroht und überlastet fühlt

### Crataegus Energielosigkeit
= weil man nicht auf die Impulse des Herzens hört und das Innere Kind missachtet

### Humulus lupulus
= Es fehlt Energie, weil man Angst davor hat, loszulassen und in der Erstarrung verharrt

### Hydrastis
= Karmische Lebensaufgaben bewältigen

### Hypericum
= Kräftigung der Nerven, Mangel an Sonne

### Eleutherococcus
= Resonanz mit Kraft und Stärke, seelische Resilienz und Widerstandskraft entwickeln

### Echinacea pall.
= Geistige Kindheit erlösen, übergriffige Elternthemen loslassen, den geistigen Einfluss der Eltern stoppen

### Echinacea ang.
= Körperliche Kindheit erlösen, körperliche Beschwerden die durch Mangelversorgung in der Kindheit ausgelöst werden auflösen

### Echinacea purp.
= Seelische Verletzungen, die uns als Kind zugefügt wurden, erlösen

### Eupatorium
= An die Wurzel seiner Probleme dringen

### Equisetum arvense
= Durch fehlende Zuneigung laden sich die Batterien nicht auf, häufig auch starke Trauer über fehlende Kontakte

### Vaccinium myrtillus
= Trauer und Depression, weil man nur einen Job im Sinne von Beschäftigung macht, und seine eigentliche Berufung noch nicht gefunden hat.

### Valeriana
= Wieder auf die Höhe kommen

### Viola
Die Bereitschaft zur Gewalt (auch gegen sich selbst) erlösen

### Viscum album
= Energielosigkeit, weil die Mutter einen zu starken Einfluss ausübt, es gab nie eine wirkliche Trennung von der Mutter

### Agnus castus
= Die Opferhaltung aufgeben, und Energie ins Leben bringen durch eigenverantwortliches Handeln und Denken

### Arnica
= Selbstwert aufbauen; schnelle Regeneration; Minderwertigkeitsgefühle erlösen

### Achillea
= Sein eigenes Leben leben ohne gesellschaftliche Verbote

### Aconitum
= Alte Schocks loslassen lernen

### Aesculus
= Mehr Selbstwert und Selbstbewusstsein haben

### Angelica archangelica
= Kein Kontakt zum Höheren Selbst, dadurch ständiger Energieverbrauch, weil man meint, man müsste sich ständig um alles im Leben selbst kümmern

### Avena
= Nach Schicksalsschlägen wieder aufstehen

### Lycopodium
= Auf der Höhe sein; auf die nächste Ebene im Bewusstsein und Verhalten kommen

### Lobelia inflata
= Alles aufgeben, was das Leben sinnlos bleiben lässt

## Kinderwunsch in der Naturheilkunde

Das Thema Kinderwunsch hat in den letzten Jahren extrem zugenommen. Es passiert immer häufiger, dass die Zeugung nicht mehr auf dem natürlichen Wege klappt, sondern dass sehr oft nachgeholfen werden muss.

Es werden viele Faktoren für die Zunahme der künstlichen Befruchtungen nach erfolglosem Versuch, auf natürlichem Wege ein Kind zu bekommen, angeführt:

- Die Zunahme des Alters bei Gebärenden. Oft wird der Kinderwunsch erst jenseits des 30sten Geburtstages aktuell. Frau/Mann hört dann die biologische Uhr schon langsam und leise ticken, und möchte nun doch ein Kind ins Leben integrieren. Oft ist es dann auch so, dass im persönlichen Umfeld schon Kinder zur Welt gekommen sind. Dies löst dann bei den Betroffenen den Wunsch nach einem Kind aus. Inzwischen hat man sich dann in seinem Leben auch eingerichtet und möchte, um das Glück perfekt zu machen, noch ein Kind zur Komplettierung der Familie haben.
- Bei Männern lässt laut Untersuchungen durch eine ungesunde und stressige Lebensweise die Qualität der Spermien immer mehr nach. Modeerscheinungen wie zum Beispiel das Tragen sehr enger Hosen tun dann noch ein Übriges.
- Die vermehrte und häufig sehr frühe Einnahme der Pille, mit der das hormonelle System der Frau noch vor dem vollständigen Ausreifen übermäßig belastet wird, so dass nach dem Absetzen der Pille massive hormonelle Schwankungen auftreten.
- Die Zunahme von Hormonen im Trinkwasser und in der Nahrung, und die damit einhergehende „Verweiblichung" des männlichen Hormonsystems. Auch bei der Frau wird durch die Zunahme der Hormone außerhalb der planmäßigen Einnahme der Hormonspiegel oft durcheinander gebracht.
- Massiver beruflicher Stress sowohl beim Mann als auch

bei der Frau und damit einhergehende Störungen des nervalen und hormonellen Systems. Oft auch Frauen, die im Beruf „ihren Mann stehen" müssen.

Aus naturheilkundlicher Sicht können zusätzlich noch folgende Faktoren für eine zunehmende Unfruchtbarkeit sowohl bei der Frau als auch beim Mann genannt werden:

- Die Zunahme von Strahlungen jeglicher Art, die das Erdmagnetfeld komplett verändern.
- Das Vorhandensein von geopathologischen Belastungen im direkten Umfeld der Betroffenen.
- Die zunehmende Vergiftung des extrazellulären Systems und daraus resultierende Probleme.
- Die Belastung mit Schwermetallen.
- Die Weigerung, erwachsen zu werden. In der heutigen „Spaßgesellschaft um jeden Preis" wird das Thema Verantwortung für ein neu hinzukommendes Leben zu übernehmen oft schwierig.
- Störungen in der Systemik, wie zum Beispiel der Mann, der das Kind als Konkurrenz oder Nebenbuhler fürchtet.
- Massiver gesellschaftlicher Druck, auch als Eltern alles möglichst perfekt machen zu müssen. Die perfekte Mama, der perfekte Papa, die perfekten Eltern, die neben einem 14-stündigen Arbeitstag noch genügend Zeit, Geduld und Liebe haben sollen, in jedem Lebensalter des Kindes auf alle Belange einzugehen. Und auch ja keine Fehler zu machen, wie sie eventuell von eigenen Eltern gemacht wurden.
- Die zunehmende Weigerung von Seelen, in immer perfektere, aber auch langweilige und „lebensfeindliche" Verhältnisse zu inkarnieren.
- Die zunehmenden Mediendiskussionen zum Thema Kinderkriegen und Kinderwunsch. Wenn man diesen Berichten glauben schenken möchte, ist es aus medizinischer Sicht eh nicht mehr möglich, auf natürlichem Wege ein Kind zu bekommen. Ohne die Unterstützung der „Kinderwunschindustrie". Man muss sich die

Frage stellen, wie dieser sehr schwierige und nur gynäkologisch-labortechnisch zu handhabende Vorgang einfach so klappen kann.
- Die abnehmende Bereitschaft, Beziehungen über einen längeren Zeitraum zu pflegen. Die Frau, die sich auf Kinderwunsch einlässt, hat eine sehr hohe Wahrscheinlichkeit, als alleinerziehende Mutter innerhalb der ersten Jahre des Kindes da zu stehen.
- Zunehmende gesellschaftliche und berufliche Unsicherheiten, vor allem ausgelöst durch eine fehlende „religio", also Rückbindung an das Prinzip Leben und dadurch ausgelöst fehlendes Urvertrauen

Sie sehen also, dass das Thema Kinderwunsch nicht einfach zu beantworten ist, und dass es ebenso viele Gründe für ein Nichtklappen geben kann, wie es Eltern gibt, die einen Kinderwunsch hegen.

Wichtig ist es, sich vor einem Kinderwunsch folgende Fragen aufrichtig zu beantworten:

- Warum wollen wir eigentlich ein Kind?
- Hat das Leben, wie es bisher war, also ohne Kind, keinen Spaß mehr gemacht?
- Oder dient das Kind eventuell dazu, eine auseinander brechende Beziehung zu retten.
- Würde nicht auch ein Haustier ausreichen? Auch ein Hund kann ein Familienleben bereichern.
- Sind Sie sich im Klaren darüber, dass es keinen „Knopf zum Abstellen" gibt?
- Sind Sie bereit, die Widersprüche in der Erziehung und den immensen Anspruch der Gesellschaft an Sie als Eltern und Sie als Paar auszuhalten?
- Sind Sie bereit, wirklich los zu lassen, falls es doch nicht klappen sollte?
- Sind Sie bereit, naturgegebene Grenzen zu akzeptieren?

Medizinische oder naturheilkundliche Gründe für ein Nichtklappen der Schwangerschaft:

### Allergische Reaktion gegen das Sperma des Mannes/ und/oder fehlende Kompatibilität der weiblichen und männlichen Schleimhaut/ Schleims.

#### Rezeptur Phylak Sachsen GmbH

**„Sanierung Schleimhaut"**

Vinca minor 1
Viscum album 1
Valeriana officinalis 1
Pulsatilla 1
Okoubaka aubrevillei 1
Mandragora officinalis 1
Drosera 1
Cardiospermum halicacabum 1
Nux vomica 1
Matricaria chamomilla 1

**Dosierung:**
Nehmen Sie von diesem Mittel 3x8 Tropfen täglich ein. Außerdem kann die Frau zusätzlich 1 mal täglich ein Wannenbad mit 20 Tropfen machen.

**Wirkung:**
Diese Rezeptur gleicht die allergische Wirkung von nicht kompatibler Schleimhaut sowohl beim Mann als auch bei der Frau aus. Zusätzlich wird eine autoaggressive Komponente mit berücksichtigt, da ja ein nicht klappender Kinderwunsch gegen das Prinzip Leben, und somit auch autoaggressiv ist.

### Übermäßiger beruflicher oder gesellschaftlicher Druck als auslösende Komponente:

#### Rezeptur Phylak Sachsen GmbH

Sabal serrulatum 1
Chelidonium majus 1
Aralia racemosa 1
Ruta graveolens 1
Piper methysticum 1
Pilocarpus 1
Quercus 1

**Dosierung:**
3x3 bis 3x7 Tropfen einnehmen. Sie können das Mittel zusätzlich als Spray in die Aura einsprühen.

**Wirkung:**
Diese Rezeptur verbindet Sie mit Ihrem Innersten und lässt Sie sich wieder mehr auf sich selbst und Ihre innere, bisher nicht gelebte Stärke besinnen. Sie fühlen sich geborgen und können aus diesem Gefühl der inneren Sicherheit heraus Ihren verantwortlichen Inneren Erwachsenen stärken. Dieser ist dafür da, um die Seele, die inkarnieren möchte, darauf hin zu weisen, dass es sich hier um verantwortliche Eltern handelt, die gut für das neue Leben sorgen werden.

## Der innere Erwachsene oder die Weigerung, selbst erwachsen zu werden

ADULT = Bildet den inneren Erwachsenen aus. Der Anteil des Erwachsenen, der Verantwortung übernimmt und dem Kind innere und äußere, aber auch seelisch-geistige Heimat bietet.

### Rezeptur Phylak Sachsen GmbH

**Achillea millefolium**
= Gesellschaftliche Verantwortung/Integration

**Drosera**
= Selbstzerstörerische Mechanismen loslassen/nicht weitergeben

**Urtica dioica**
= Durchsetzungskraft

**Lycopodium clavatum**
= Alle Aspekte des Kinderwunsches beachten

**Thuja**
= Leben spenden

Für den Mann zusätzlich:
= Bellis perennis

Für die Frau zusätzlich:
= Pulsatilla

### Theoretische Grundlagen:

Wir leben in einer Zeit, in der ständig neue Lebensformen ausprobiert werden. Die alten Formen von Partnerschaft, Beziehung oder Singledasein haben sich in vielfältige neue Arten des zwischenmenschlichen Zusammenlebens gewandelt. Die Partnerschaft hat sich von der rein zweckbestimmten oder wirtschaftlich abgesicherten Beziehung in eine mehr freiheitliche und individueller gelebte Form der Partnerschaft gewandelt.

Oftmals bilden sich aus diesen neuen, gesellschaftlich noch wenig erprobten Formen von Beziehungen, mannigfaltige Störungen aus, die als solche nicht erkannt werden, da noch Erfahrungswerte für diese neuen Formen des Zusammenlebens fehlen.

Es gibt zwei Ausprägungen des Erwachsenen, die gerade bei Kinderwunsch oft die Auslöser für das Nichtklappen sind.

Der Persönlichkeitstyp des Mannes entspricht dem des Peter Pan, der Märchenfigur, die sich weigert, erwachsen zu werden. Die das Leben als beständiges Abenteuer sehen möchte, und der sich damit schwer tut, Verantwortung zu übernehmen. Dieser Typ Mann zeichnet sich vor allem dadurch aus, dass er sich schwer damit tut, wirklich erwachsen zu werden.

- Oft stehen Freizeitinteressen und die Aktivitäten im „Außen" im Vordergrund.
- Der Freundeskreis wird als sehr wichtig erlebt. Die Nähe in der Beziehung wird entweder gar nicht oder nur sehr schwer gelebt.
- Vom Auftreten her wirkt er auch im fortgeschrittenen Alter noch sehr jugendlich und betreibt einen extremen Körperkult.
- Man macht keine konkreten Zukunftspläne oder Schritte im Kleinen, sondern propagiert realitätsfern eher nicht lebbare visionäre Zukunftspläne für die Partnschaft.
- Die Loslösung von der Mutter hat noch nicht oder nur in Ansätzen statt gefunden. Er ist noch der Typ „Everybodys-Darling" oder Schwiegermutters Liebling/Womanizer.
- Die Partnerin wird oft nicht als Mutter oder mütterlich wahr genommen, sondern nur als Kumpel oder Sexualpartner. Oft herrscht Marienproblematik in Beziehungen (Carduus marianus).
- Mariensymptomatik bedeutet, dass die Frau auf ein Podest gestellt wird, wo Sexualität nur noch der Zeugung eines Kindes dient.

Das weibliche Gegenstück zum ewig jugendlichen Mann ist die Rolle der Kindfrau oder der Frau, die sich weigert, erwachsen zu werden.

- Das Wahrnehmen des männlichen Gegenübers wird vor allem durch die Abhängigkeit vom Bild des Vaters, der sehr verzerrt wahrgenommen wurde, geprägt. Sie projiziert diese Abhängigkeit auf alle männlichen Personen, mit denen Sie sich einlässt.
- Sie hat dadurch nie gelernt, ein eigenes und stabiles Selbstwertgefühl zu entwickeln. Deshalb fällt es Ihr extrem schwer, sich von den Wünschen Ihres Partners abzugrenzen. Wenn Sie dann zufällig noch einen „Ewigen Jüngling" getroffen ist, ist das Chaos in der Beziehung perfekt. Denn dadurch fehlt Ihr ein männliches Gegenüber, dass Sie normaler weise zur Spiegelung Ihrer Bedürfnisse braucht.
- Der Typ Mann, von dem Sie sich angezogen fühlt, ist eher ein dominanter Typ „Nux vomica" oder unerlöst „Lycopodium".
- Sie sucht in der Beziehung Schutz und Stütze. Wenn Sie meint, dies beim Partner gefunden zu haben, ist Sie sehr schnell bereit, sich selbst aufzugeben. Sie begibt sich dann sehr gerne in die Opferrolle, hat eher depressive bis selbstzerstörerische Tendenzen.

### Spezielle Rezeptur für die Frau, die hilft, auch Mutter zu werden:

Die hier vorgestellte Rezeptur soll Ihnen helfen, in Ihre Kraft als Mutter zu kommen. In der Astrologie nennt man diesen Effekt den Übergang von der kokettierenden Venusfrau, die befruchtet wird, den Übergang in die mütterliche Mondfrau, die sich als Mutter um die Kinder kümmert. Dieser Prozess wird heute häufig durch werbungsassoziiertes Frauenbild von der stets perfekten Frau, die im Job ihren Mann steht und stets perfekt zur Paarung bereit ist, geprägt.

### Rezeptur Phylak Sachsen GmbH

Achillea millefolium
Drosera
Urtica dioica
Lycopodium clavatum
Thuja occidentalis
Pulsatilla
Matricaria chamomilla
Urtica
Melilotus

Option: Cardiospermum (bei künstlicher Befruchtung = Zeugung ohne Liebe)

Die Wirkung der vorgestellten Mischung können Sie anhand der Wirkung der Einzelpflanzen erkennen.

#### Achillea millefolium
= Gesellschaftliche Verantwortung/Integration

#### Drosera
= selbstzerstörerische Mechanismen loslassen/nicht weitergeben

#### Urtica dioica
= Durchsetzungskraft

#### Lycopodium clavatum
= Alle Aspekte des Kinderwunsches beachten

#### Thuja
= Leben spenden

#### Pulsatilla
= Die innere erwachsene Frau ausbilden

#### Matricaria chamomilla
= Mütterliche Qualitäten ausbilden

#### Urtica
= Sich durchsetzen in der Gesellschaft

#### Melilotus
= Pflanze der Liebe und des Herzens

#### Die Zeugung ohne Liebe:
Cardiospermum halicacabum 1

#### Aspekt des verlorenen Zwillings:
Kinderlosigkeit aufgrund eines Traumas eines der beiden Elternteile. Ursprünglich waren Zwillinge angelegt, und einer der beiden Elternteile hat diesen Zwilling während der Schwangerschaft verloren. Oft geht der Zwilling unbemerkt ab, ohne dass es der Mutter bewusst ist. Man vermutet, dass ca. 40 % der Singlegeburten eigentlich Zwillingsgebur-

ten gewesen wären. Einer der beiden Embryos ist dann während der Schwangerschaft unbemerkt abgegangen. Dies kann im späteren Leben ein Gefühl des ständigen Getrenntseins auslösen.

### Wahl der Kuscheltiere:

Kann einen Hinweis auf den Zeitpunkt geben, wann das Zwillingsembryo vermutlich abgegangen ist.

**Menschenhaft/Puppen:**
Embryo ist spät abgegangen.

**Embryohaft große Augen:**
Früher Abgang des Zwillingsgeschwisters.

Systemisch ist es oft so, dass das Nichtklappen der Befruchtung oder der Abbruch der Schwangerschaft aus systemischer „Solidarität" mit dem nicht betrauerten und abgegangenen Zwilling entsteht. „Wenn ich in mir keine Seele zum Menschen heranreifen lasse, dann bin ich dir, der nie betrauerten und abgegangenen Seele nahe."

Wir brauchen hier also eine Mischung, die sowohl den Trauer- und Lösungsprozess vom verstorbenen Zwilling unterstützt, als auch Ihren Körper frei macht für die Seele, die sich durch Sie manifestieren möchte.

Folgende Mischung sprühen Sie einfach mehrmals tgl. in die Aura oder alternativ auf den Bauchnabel.

### Rezeptur Phylak Sachsen GmbH

„Erlösung des verstorbenen Zwillings"

Cimicufuga racemosa 1
Artemisia absinthium 1
MARIA 5
Artemisia vulgaris 1
Cimicifuga racemosa 1

### Wirkung:

Die Essenzen sollen Ihnen helfen, die nicht betrauerten Anteile Ihres früh verstorbenen Zwillings in sich zu heilen und Ihren Körper somit aufnahmebereit für eine Seele machen, die sich durch Sie inkarnieren möchte.

## Die Wechseljahre der Frau energetisch und körperlich gut begleiten

Bei hormonellen Störungen in den Wechseljahren handelt es sich, wie immer im medizinischen Bereich, um ein sowohl körperliches aber auch energetisches Thema. Auf der Körperebene verschieben sich die hormonellen Strukturen.

Eine Frau durchläuft im Laufe ihres Lebens verschiedene Stadien von Bewusstwerdung. Auf der hormonellen Ebene wird die Frau von der venusisch geprägten Frau, dem Typ Frau also, der den Mann becircen muss, der gefallen muss, um die männlichen befruchtenden Energien in ihr Leben zu ziehen, zur schützenden und nährenden Mondfrau, die die Kinder und Nachkommenschaft ins Leben bringen möchte.

Während in der Phase der Venus der Körper eher auf die sexuellen Attribute ausgerichtet ist, ist bei der Mondfrau der mütterliche Aspekt der „Mama“, die die Kinder (emotional) nähren kann, wichtig.

In den Wechseljahren wechselt das ganze System noch einmal. Die Mondfrau wird wieder zur Venus, nur in dieser neuen Phase ihres Lebens als spirituell geprägtes Wesen.

Die Hitzewallungen, die nun von den meisten Frauen als sehr unangenehm wahrgenommen werden, weisen auf die enorme Überenergie hin, die nun einen Platz im Leben der Frau einnehmen möchte. In vielen asiatisch-philosophisch geprägten Medizintraditionen, wie auch zum Beispiel im europäischen System der anthroposophischen Medizin, wird diese Zeit als der Beginn der spirituellen Entwicklung gesehen. Die Frau ist nun meist von den anstrengenden Familienpflichten befreit, und sollte sich nun höheren spirituellen Prinzipien zuwenden, die dem „Nachmittag“ des Lebens angehören.

Im indischen Yoga spricht man von einer Energie, die in Schlangenform schlafend zusammen gerollt, im Leben am Beginn eines spirituellen Lebensprozesses erwacht, um den ganzen Körper mit spiritueller Energie zu versorgen. Diese Energie sollte idealerweise in einem gesunden Wirbelsäulenkanal ungehindert aufsteigen können. Wenn dieser Kanal in welcher Form auch immer, blockiert ist, staut sich die Energie, und es kommt zu unangenehmen körperlichen Erscheinungen, wie zum Beispiel den hierzulande vielfach gefürchteten Hitzewallungen.

Sehen Sie das Feuer in Ihrem Inneren als Energie, die das verbrennt und durch das Feuer transformierend reinigt, was an Energien nicht mehr zu Ihnen gehört.

Je stärker die Hitzewallungen, um so mehr an zu transformierender Energie befindet sich in Ihrem Körper.

Die Spagyrik, die den Menschen auf allen Ebenen seines Seins sieht, geht bei den Wechseljahresbeschwerden auf körperlicher Ebene möglichst behutsam vor, da es sich ja um keine Krankheit handelt, sondern um einen Wechsel, eine Passage des Lebens von einem Zustand zum nächsten. Wir verwenden die Rezepturen auf körperlicher Ebene nur, um den unangenehmen Empfindungen die Spitze zu nehmen. Ansonsten geht es darum, dass Ihr Körper einen Hinweis darauf hat, dass etwas in Ihrem Leben sich verändert, und dass Sie dieser Veränderung durch eine veränderte Lebensführung Rechnung tragen sollten. Die Symptome einfach wegzuzaubern mit Phytohormonen ist eher kontraproduktiv, da auch hier wieder eine Illusion geschaffen wird, dass alles in Ordnung ist. Und die Symptome, die ja auch Botschaften Ihres Körpers sind, nicht mehr gehört werden können.

Aus der Praxiserfahrung heraus hat sich auch gezeigt, dass Frauen, die sich mit dieser Wechselphase geistig auseinander gesetzt haben, weniger bis gefühlt keine Beschwerden haben.

Auf der geistigen Ebene stehen viele Themen an, die ich Ihnen im Anschluss kurz zusammen gefasst habe, natürlich ohne Anspruch auf Vollständigkeit. Es gibt so viele Themen wie es Menschen als Individuen gibt, wie immer in der Medizin und der Deutung der Symptome. Doch kann die Liste

Ihnen helfen, eine kurze Orientierung zu geben, die Sie dann auf den richtigen Weg bringen kann.

Alle Themen, die in der ersten Venusphase auf das Gegenüber ausgerichtet waren, sind nun in dieser zweiten, eher spirituellen Phase auf sich selbst ausgerichtet.

Folgende Themen können hier aktuell werden:

- Selbstliebe: es geht nun nicht mehr um das „Becircen" des anderen Geschlechtes, sondern um das sich selbst Annehmen können. Auch und gerade mit allen körperlichen Mängeln und Einschränkungen, die im Laufe des zunehmenden Alters nun mal auftreten (können).
- Die spirituellen Aspekte des hormonellen Systems, nämlich die Entwicklung der Lebensjahrsiebtthemen und des Chakrensystems, erfahren.
- Loslassen der weiblichen Attribute und des Mondseins, um das letzte Loslassen auf der Erde als Transformationserfahrung ins System integrieren können.
- Was kann ich an die nächsten Generationen weiter geben, um Mutter Erde lebenswerter zu machen?
- Wie kann ich mit der eingeschlossenen Energie im Körperinneren, die sich in Form von Hitzewallungen bemerkbar macht, umgehen? Und wie kann ich diese eingeschlossene Energie befreien und konstruktiv nutzen?
- Welche „Kinder" habe ich in meinem Leben noch nicht zur Welt gebracht, welche Ideen und Vorstellungen vom Leben habe ich noch nicht gelebt oder konnte ich noch nicht leben?

## Die Sieben-Jahres-Zyklen und die Öffnung der Chakren bei der Entwicklung des Menschen

Der Mensch entwickelt sich in seinem Leben in rhythmischen Zyklen, bei denen jeder Zyklus ein bestimmtes Thema beinhaltet. Der Mensch war schon immer auf der Suche nach Möglichkeiten, diese Zyklen zu beschreiben, und durch Typisierung der einzelnen Lebensthemen einen einfachen Zugang zur Problematik zu bekommen, um dieses Thema somit einfacher zu bewältigen.

All dies sind Versuche, das Leben und die Entwicklung des Menschen in einem schematischen Prozess zuzuordnen, um diesen für den menschlichen Geist strukturiert, und damit nachvollziehbar zu machen.

Man ging immer, in vielen Kulturen und zu verschiedensten Zeiten davon aus, dass jeder Mensch in einem Lebenszyklus quasi die gleichen „Basisprogramme“, natürlich durch Lebensumstände individuell abgewandelt, zur Erlangung der geistigen und seelischen Reife durchmachen muss. Diese „Basisprogramme“ seien im Ansatz zwar für jeden Menschen gleich, werden aber durch die individuellen Lebensumstände jeweils spezifisch prägend erlebt.

In der Anthroposophie sind diese Zyklen durch das Unterteilen der menschlichen Entwicklung in Lebensjahrsiebte definiert. Nach traditioneller Vorstellung in der Anthroposophie hat jeder Mensch, unter dem jeweiligen Aspekt seines Seins und seines spezifischen Umfeldes, alle sieben Jahre ein neues Thema in seinem Leben zu bearbeiten. Die Themen sind universell, und für jeden Menschen gültig im Licht seiner irdischen Entwicklung.

Besonders wichtig sind die Übergangsphasen von einem Zyklus zum nächsten. Also jeweils die Endphase eines alten Zyklus und gleichzeitig die Anfangsphase eines neuen Zyklus. Aber auch die „Schnittstellen“, die in diesen Übergangszyklen auftreten. Der eine, noch nicht beendete Zyklus überschneidet sich mit dem anderen, noch nicht begonnenen Zyklus. Dadurch entsteht ein heiliger Raum, in dem entscheidende Impulse statt finden können. Wenn diese Impulse allerdings nicht umgesetzt werden, entscheidet die Seele oft, dass eine Erkrankung auf körperlicher Ebene statt finden soll, um den Menschen auf die falschen Schritte in seiner Entwicklung aufmerksam zu machen. Bei chronischen Krankheiten ist es deshalb wichtig, diese „Schnittstellen" im Leben eines Menschen aufzudecken und zu bearbeiten. Wie dies genau funktioniert, werde ich im folgenden noch erklären.

Diese Zeiten sind sehr kritisch, da sich hier durch gezielte Weichenstellung entweder ein neuer Lebensabschnitt besonders erfolgreich in Bezug auf ein Thema gestalten lässt, oder aber ein neues Thema komplett verschlafen wird.

Wenn dann nicht das Schicksal in Form von sogenannten Zufällen eingreift, die wichtige Weichen für die Zukunft stellen, kann es sein, dass ein Lebenszyklus komplett verloren geht. Nämlich dadurch, dass er, aus welchen Gründen auch immer, nicht oder nicht der Entwicklung entsprechend gelebt wird.

Jeder Zyklus beginnt langsam mit dem neuen Thema und steigert sich dann zum Ende hin. Je nachdem, wie man die Lernphase eines Zyklus durchgemacht hat, erlebt man die Übergangsphasen als befreiend und als Aufbruch in einen neuen Lebensabschnitt. Oder aber mit Angst behaftet, da man einen Abschnitt, den man nicht richtig erlebt und gelebt hat, nicht loslassen kann.

Hermann Hesse hat in seinem Gedicht Stufen auf eine wunderschöne Art beschrieben, wie der Übergang in einen neuen Zyklus oder Lebensabschnitt idealerweise aussehen sollte. Nämlich so, dass der Übergang in einen neuen Lebensabschnitt heiter und leicht geschehen sollte: „wir sollen heiter Raum um Raum durchschreiten, an keinem wie an einer Heimat hängen..."

Zyklen, die nicht oder nur unzureichend gelebt wurden, werden dann natürlich als sehr defizitär erlebt. Man ahnt dann intuitiv, dass man mit „Defiziten" in den neuen Lebensabschnitt gehen wird, und dieser dadurch meist viel schwieriger wahrgenommen wird.

Jeder Zyklus und jede Lebensphase baut eigentlich auf den vorhergehenden auf. Das heißt, man bekommt das Rüstzeug für den nächsten Abschnitt durch aktives Erlernen der Aufgaben des vorherigen Abschnittes.

**Bitte unbedingt beachten:**

Die Auswahl der Pflanzen wird nicht in bezug auf die Chakren, sondern primär in Bezug auf die jeweilige Lebensphase getroffen. Dadurch unterscheidet sich diese Liste erheblich von der Auflistung und Zuordnung der Pflanzen für Störungen der einzelnen Chakras.

Wenn Sie eher gewohnt sind, mit den Chakren zu arbeiten, können Sie sich anhand der eingefügten Liste für das jeweilige Chakra die passende(n) Pflanze(n) auswählen.

Die Pflanzen zu den einzelnen Entwicklungsstufen im Leben folgen einer Logik, die schon durch die Anordnung der spagyrischen Essenzen vorgegeben sind. Es sind alle Pflanzen aufgeführt, die für die jeweilige Entwicklungsstufe wichtig sind.

Gehen Sie die Auswahl spielerisch an. Das Leben ist im Grunde auch nur ein Spiel, das uns auf unserem Entwicklungsweg immer wieder neue Bälle zu wirft. Fangen Sie die Bälle, die das Leben ihnen anbietet, und verstehen Sie ihr Leben unter einem spielerischen Aspekt. Entkrampfen Sie sich und vergessen Sie auf keinen Fall, Ihre jeweilige Entwicklungsstufe mit Spass und Humor zu leben.

| Chakra | Pflanze | Lage | Bedeutung | Farbe | Laut |
|---|---|---|---|---|---|
| 1. Chakra (Basis- oder Wurzelchakra) | Gentiana lutea (1)<br>Rhus toxicodendron (1)<br>Datura stramonium (1) | Am unteren Ende des Damms (zwischen Anus und Genitalbereich) | Wichtig für Sicherheitsbefinden und Geborgenheitsgefühl, außerdem gibt es Erdung | Rot | U |
| 2. Chakra (Bauchchakra) | Matricaria chamomilla (2)<br>Urtica (2)<br>Vaccinium myrtillus (2)<br>Yohimbé (2) | An der vorderen Bauchwand zwischen Nabel und Schambein | Wichtig für das gesamte hormonelle System, bei sexuellen Störungen oder Kinderwunsch einsetzbar | Orange | UO |
| 3. Chakra (Nabelchakra) | Gentiana lutea (3)<br>Hypericum perforatum (3)<br>Nux vomica (3)<br>Okoubaka aubrevillei (3)<br>Azadirachta indica (3)<br>Vaccinium myrtillus (3) | In der Magengrube zwischen Bauchnabel und Brustbein im Bereich des Solarplexus (Sonnengeflecht) | Wichtig für emotionales Empfinden, repräsentiert Bauchspeicheldrüse, also die Möglichkeit, die Süße des Lebens zu empfinden und sich darauf einzulassen | Gelb | O |
| 4. Chakra (Herzchakra) | Fucus (4)<br>Okoubaka aubrevillei (4)<br>Sambucus nigra (4)<br>Taraxacum officinale (4)<br>Viscum album (4)<br>Coffea arabica (4) | In der Mitte des Brustkorbes | Repräsentiert alle Herzenergien: das Verliebtsein; sich auf jemanden einlassen können, mit anderen in Gemeinschaft leben, das Leben als Nehmen und Geben zu verstehen | Grün, Rosa | A |
| 5. Chakra (Halschakra) | Amygdala amara (5)<br>Aralia racemosa (5)<br>Belladonna atropa (5)<br>Bellis perennis (5), Crataegus (5)<br>Fagopyrum esculentum (5)<br>Propolis (5), Urtica (5)<br>Thymus vulgaris (5)<br>Azadirachta indica (5) | Direkt über der Schilddrüse am Schildknorpel des Halses | Wichtig für die Fähigkeit, zu kommunizieren und sich auszudrücken | Blau | E |
| 6. Chakra (Stirnchakra) | Belladonna atropa (6)<br>Euphrasia (6), Iris (6)<br>Vaccinium myrtillus (6)<br>Valeriana officinalis (6)<br>Viola tricolor (6)<br>Viscum album (6)<br>Nicotiana tabacum (6) | Befindet sich in der Mitte zwischen den Augenbrauen | Wichtig für die Psyche, das Sehen und die Wahrnehmung hinter den stofflichen Welten | Violett | I |
| 7. Chakra (Scheitelchakra) | Allium cepa (7)<br>Amygdala amara (7)<br>Rauwolfia serpentina (7)<br>Sabal serrulatum (7), Sarsaparilla (7)<br>Symphytum officinale (7)<br>Viola tricolor (7), Yohimbé (7)<br>Nicotiana tabacum (7)<br>Coffea arabica (7)<br>Datura stramonium (7) | Befindet sich an der höchsten Erhebung der oberen Schädelplatte | Es ist wichtig für die Bewusstwerdung im Menschsein | Weiß | M |
| 8. Chakra | Amygdala amara (8)<br>Azadirachta indica (8)<br>Taxus baccata (8)<br>Nicotiana tabacum (7)<br>Coffea arabica (7)<br>Datura stramonium (7) | Befindet sich zwei Handbreit direkt über dem Kopf | Speicher des energetischen Gedächtnisses unseres Gehirns, speichert alle Informationen aus der Akasha-Chronik | Strahlendes Weiß | D<br>E<br>O |

## Chakra 1: Die Entwicklung des Menschen von 0–7 Jahren

### Pflanzen:

Amygdala amara = Schutz der Aura, Emotionen ins Denken integrieren

Angelica archangelica = Schutz des Engels in der neuen Phase

### Themen:

- Erdung/physischer und materieller Aspekt/ Urvertrauen/ Sicherheit
- Die Lebensphase zwischen Geburt und dem 7. Lebensjahr ist vor allem durch Themen geprägt, die von Außen an uns herangetragen werden, und die wir primär passiv erleben.
- In diesem Alter ist es noch nicht möglich, zu reflektieren.
- Wir sind weich, sehr verletzlich und mit unserem ganzen Sein inklusive aller Körpersysteme sehr beeindruckbar.
- Es findet eine sehr starke Beeinflussung auf der unbewussten Ebene statt, die für das gesamte weitere Leben prägend sein wird.

Die Pflanzen in dieser Phase sollen schützen, Potenzial entwickeln und die Themen Systemik und Vererbung innerhalb familiärer Strukturen beinhalten.

## Chakra 2: Die Entwicklung des Menschen von 7–14 Jahren

### Pflanzen:

Belladonna = Beruhigung der pubertären Energien

Bellis perennis = das Erbe der Eltern energetisch neutralisieren

Sexualität / Kreativität / Gefühle / oberflächliches Vergnügen / Freude

- In der Phase Nr. 2 schaffen wir es schon, die seelischen Eindrücke über unser gedankliches Bewusstsein umzusetzen. Wir sind besonders aufnahmefähig, und lernen sehr schnell.
- Das Lernen erfolgt über intuitives Erfassen und ist in unserem Gehirn über lange Zeit verfügbar.
- Wir entdecken die Umwelt, beginnen erfolgreich zu kom-

munizieren und werden am Ende dieser Entwicklung mit einem großen Schock, nämlich der Pubertät am Ende der Entwicklung konfrontiert.
- Der erste Schock ist meiner Meinung nach der Schock bei der Geburt, den schützenden und nährenden Mutterleib verlassen zu müssen. Dies ist eine Kollektiverfahrung, der jeder Mensch gleichermaßen ausgesetzt ist. Ebenso wie die Pubertät.
- Die Pflanzen in dieser Phase sind Pflanzen, die harmonisierend, Schock ausgleichend und Bewusstsein erweiternd wirken.

## Chakra 3: Die Entwicklung des Menschen von 14–21 Jahren

### Pflanzen:

Chelidonium majus = den sozialen Druck von den Schultern nehmen

China = das Potenzial voll und ganz entwickeln

Sonnengeflecht / Existenzielle Erlebnisse / Integration von Denken und Fühlen

- Phase drei könnte man astrologisch ganz einfach dem Prinzip von Mars zuordnen.
- Durchsetzungsvermögen. Impulsivität. Kampf. Auflehnung gegen Althergebrachtes.
- Wir beginnen, neue Reviere zu erobern.
- Lernen, unseren innersten Impulsen zu folgen.
- Zuzupacken und den Neubeginn als wichtige Notwendigkeit für unseren Lebensweg zu erkennen.
- Die Pflanzen dieser dritten Phase sollen uns stark machen für die Auseinandersetzung mit der Umwelt.
- Ruhe im Kampf des Alltags verschaffen. Trotz Auseinandersetzungen ein Gefühl für ein harmonisches Miteinander.
- Die Pflanzen in diesem Lebensabschnitt sollen vor allem die Kommunikation mit der Umwelt erleichtern und innere Kraft und Stärke für die Unbilden auf unserem Lebensweg ausbilden.

## Chakra 4: Die Entwicklung des Menschen von 21–28 Jahren

### Pflanzen:

Echinacea angustifolia = Themen der Kindheit noch mal intensiv bearbeiten

Echinacea pallida = Kindheitsverletzungen ins Bewusstsein bringen

- Liebe/Verbindung von unteren (Materie) und oberen (Geist/Seele) Chakras
- Orientierung in der Welt und die Neuausrichtung, falls hier schon falsche Lebenswege eingeschlagen wurden.
- Die Pflanzen dieser Phase sollen noch einmal Wurzeln ausbilden lernen (Gentiana lutea, Bryonia)
- Den Platz innerhalb der Gesellschaft erkennen und auch einnehmen
- Die Pflanzen dieses Lebensabschnittes sollen auch die Themen Inneres Kind mit reflektieren
- Hauptpflanze des Inneren Kinde: Thymus vulgaris

## Chakra 5: Die Entwicklung des Menschen von 28–35 Jahren

### Pflanzen:

Fagopyrum esculentum = den Lebenswillen neu entfachen

Fucus = Halt und Stütze im Leben finden, soziale Integration

- Ausdruck/Sprache/Kontakt/Intuition
- Eigenverantwortlich in allen Lebensbereichen
- Aufforderung zur Selbsterziehung
- Verstrickung in äußere Verhältnisse erkennen und ggf. lösen
- Die Pflanzen dieses Lebensabschnittes sollen vor allem der Kommunikation dienen.

## Chakra 6: Die Entwicklung des Menschen von 35–42 Jahren

### Pflanzen:

Hydrastis canadensis = karmische Themen bearbeiten

Hypericum perforatum = Liebe des Vaters

- Drittes Auge/Meditation
- Spirituelles Bewusstsein
- Zweifel und existentielle Fragen
- Die Lebensthemen neu ordnen

## Chakra 7: Die Entwicklung des Menschen von 42–49 Jahren

### Pflanzen:

Melilotus = doppelter Schutz der Aura, erneuter Kontakt mit der geistigen Welt

Melissa officinale = Vertrauen in das Leben entwickeln trotz schwindender Kräfte

### Themen:

- Universelles Bewusstsein/kosmische Einheit/Meditation
- Gefahr der dogmatischen Erstarrung
- Erneuerung aus überpersönlicher Perspektive
- der Welt das zurückgeben was man erhalten hat
- Was kann ich für die Welt tun?

Mit diesen Tabellen können Sie folgendermaßen umgehen:
Hier ist die Basismischung aufgeführt, in die Sie Ihre ermittelten Pflanzen einfügen können. Die ermittelte Pflanze kommt an der Stelle 1. und 2. individuelle Pflanze in die Mischung. Bleiben Sie bei höchstens zwei Pflanzen, da sonst Ihr energetisches System mit den vielen Informationen überfordert sein könnte.

## Rezeptur Phylak Sachsen GmbH

„Übergang Energetik“

ICM.2 3
PPPASSAGE 9
1. Individuelle Pflanze 1
2. Individuelle Pflanze 1
Quercus 1

### Dosierung:

Sie können diese Mischung nach Fibonacci (siehe Kapitel Dosierung Seite 94) dosieren bis 3x3 Tropfen, oder als Spray in der Aura und auf dem Bauch aufgesprüht anwenden. Wenn Sie mit dem Spray arbeiten, bitte nur 1 bis 2 Hub pro Gabe sprühen.

**Wirkung:**
Die individuell an Sie und Ihre Lebensthemen angepasste Mischung soll die Themen nachbearbeiten, die bisher in Ihrem Leben keine Beachtung gefunden hatten. Und die wahrscheinlich dafür verantwortlich sind, dass Sie Ihren Wechsel als besonders belastend empfinden. Falls Sie Defizite in mehreren Lebensjahrsiebten entdeckt haben, gehen Sie chronologisch vor. Sie nehmen die jeweilige Mischung ca. 6 bis 8 Wochen ein, und wechseln dann auf die nächste Mischung. Wobei Sie Reste der vorherigen Mischung noch als Spray auf die Füße direkt vor dem Schlafen aufgesprüht verwenden können.

Falls Sie sich bezüglich der Lebensjahrsiebtauswahl unsicher sind oder zu viele unerledigte Themen in Ihrem Leben haben, nehmen Sie auf jeden Fall die Pflanzenvorschläge aus dem 1. Chakra oder die beiden Pflanzen des ersten Lebensjahrsiebtes. Diese Pflanzen beinhalten die Themen unerlöste Muster aus der Kindheit, die ja für alle weiteren Prägungen verantwortlich sind. Vielleicht haben Sie nach Einnahme dieser Mischung eine konkrete Idee, wie Sie weiter machen können. Ansonsten sind durch diese Rezeptur viele Grundthemen bearbeitet.

## Rezeptur Phylak Sachsen GmbH

„Regulation Hormondrüsen"

Aconitum napellus 1
Sambucus nigra 1
Cimicifuga racemosa 1
Melilotus 1
Eupatorium perfoliatum 1
China 1
Pulsatilla 1
Hypericum perforatum 1
Okoubaka aubrevillei 1
Tilia 1
Dioscorea villosa 1
Thuja occidentalis 1
Achillea millefolium 1
Taxus baccata 1
Belladonna atropa 1

**Dosierung:**
Verwenden Sie diese Mischung nach Fibonacci bis 3x9 Tropfen, in Wasser eingenommen.

Nicht pur nehmen!

### Wirkung:

Diese Mischung ist auf alle Hormondrüsen abgestimmt, die an der Umstellung der Hormone in den Wechseljahren beteiligt sind. Die Hauptwirkung beruht auf der Reduzierung der Transpiration und den sehr unangenehm empfundenen Hitzewallungen.

! Cave: Wenn sie einen hormonabhängig wachsenden Tumor haben oder hatten, und hormonsupprimierende Mittel einnehmen müssen, dürfen Sie diese Mischung nicht verwenden. Sie können stattdessen auf folgende Rezeptur ausweichen:

## Rezeptur Phylak Sachsen GmbH

„Hormone Energetik"

DHEAA 5
TPQ 3

### Dosierung:

Nach Fibonacci bis 3x5 Tropfen in Wasser nehmen (Dosierung nach Fibonacci siehe Seite 94)

### Wirkung:

Die niedrige energetische Dosierung und die Zusammenstellung der Mischung geben dem Körper die Möglichkeit, auf energetischer Ebene, also körperlich nicht eingreifend, das Thema Hormone in Ihrem Körper aufzugreifen, und mit der körpereigenen Intelligenz zu bearbeiten. Die niedrige Dosierung verhindert, dass der Körper auf Wirkstoffmengen zugreifen kann, die körperlich relevant sind, und die Zusammenstellung der Mischung (DHEA ist Vorstufe von Hormonen) lässt dem Körper Spielraum, nur dann zu reagieren, wenn dies notwendig ist.

## Im Buch verwendete Mischungsvorschläge

**ABA – Mut haben, sich einer Situation bewusst zu sein, eine Entscheidung zu annullieren, die Richtung zu wechseln, einen Neubeginn zu wagen**

Aconitum napellus
Belladonna atropa
Aesculus hippocastanum

**AES – Bewusstwerdung, Bewusstseinserweiterung**

Aconitum napellus
Euphrasia
Solidago virgaurea

**BEM – Introspektive Fähigkeit, um sich von Schuld(gefühlen) zu befreien**

Bryonia alba
Euphrasia
Mentha piperita

**BV03**

Angelica archangelica,
Artemisia absinthium,
Artemisia vulgaris,
Azadirachta indica (2),
Bellis perennis (2),
Betula alba (2),
Gentiana lutea (2),
Iris (2),
Okoubaka aubrevi lei (2),
Photinia (2),
Taraxacum officinale (2),
Thuja occidentalis (2),
Vaccinium myrtillus (2),
Viscum album (2)

**DHEAA – Den hormonellen Einfluss auf unseren Charakter und unseren physikalischen Körper mildern**

Dioscorea villosa
Hypericum perforatum
Euphrasia
Agnus castus
Achillea millefolium

**HA02**

Angelica archangelica,
Avena sativa,
Hypericum perforatum,
Matricaria chamomilla,
Photinia,
Sambucus nigra,
Taraxacum officinale,

Viola tricolor,
Viscum album

**ICM.2 – Himmlische und multidimensionale Einladung, sich von den Verankerungen zu befreien, die mit den alten irdischen Energien zusammenhängen – Loslassen mit höherer Spiritualität**

Iberis amara
Coffea arabica
Malva silvestris

**MARIA – Sicherheit, Vertrauen und Gedächtnis Sicherheit – Vertrauen – Gedächtnis**

Matricaria chamomilla
Amygdala amara
Rosmarinus officinalis
Iris
Arnica montana

**NOUN – Bewusstsein und Weisheit, um seine Mission zu erfüllen – Energie der Delphine**

Nux vomica
Okoubaka aubrevillei
Urtica
Neem (Azadirachta indica)

**PASSAGE – Den Übergang von einem Zustand in einen anderen erleichtern**

Podophyllum peltatum
Pilocarpus
Piper methysticum
Aralia racemosa
Sabal serrulatum
Salvia officinalis
Angelica archangelica
Ginkgo biloba
Echinacea pallida

**VVVPOM – Energetische Unterstützung bei Autoimmunkrankheiten – Einen Prozess umkehren – Identitätskonflikt**

Vinca minor
Viscum album
Valeriana officinalis
Pulsatilla
Okoubaka aubrevillei
Mandragora officinalis

**TPQ – Energetisches Gleichgewicht der drei Gehirne (Reptilien, limbisch, Neokortex)**

Tilia
Pilocarpus
Quercus

**PS120.3 – Weibliche Variante Energetische Regulierung des endokrinen Systems**

TPQ
Podophyllum peltatum
Viola tricolor
Hypericum perforatum
Fucus
Thymus vulgaris
China
Melissa officinalis
Vaccinium myrtillus
Catharanthus roseus
Carduus marianus
Taraxacum officinale
Ephedra
Matricaria chamomilla
Valeriana officinalis
Rauwolfia serpentina
Angelica archangelica
Podophyllum peltatum

**PS613.1 – Leber-Galle-Beschwerden**

Chelidonium majus
Taraxacum officinale
Carduus marianus
Angelica archangelica
Drosera
Eupatorium perfoliatum
Cynara scolymus
Azadirachta indica (Neem)
Betula alba
Propolis
Okoubaka aubrevi lei

## Dosierung nach Fibonacci

Der Mathematiker Fibonacci entwickelte bestimmte Zahlenreihen, die häufig in der Natur vorkommen und dort einen lebensspendenden Zyklus beschreiben. Hierzu gehören zum Beispiel das Wachstum von Blättern an einem Baum und deren spezielle Anordnung, durch die jedes Blatt in 24 Stunden exakt gleich viel Sonnenlicht abbekommt.

Bei den Fibonacci-Zahlen entwickelt sich jede weitere Zahl durch Addition der aktuellen Zahl zur vorhergehenden Zahl, also z. B. 2 + 3 = 5, 5 + 3 = 8, 8 + 5 = 13 usw. Bei null beginnend resultiert daraus folgende Reihe: 0 – 1 – 1 – 2 – 3 – 5 – 8 – 13 – 21 – 34 – 55 – 89 – …

Diese Zahlen werden für die Dosierung in der Spagyrik verwendet, wenn man Mischungen energetisieren, das heißt ihre Wirksamkeit erhöhen möchte oder karmische oder sehr vorliegen. Die Dosierung nach Fibonacci wird entsprechend der nach ihm benannten Zahlenreihe wie folgt durchgeführt:

| Tag | Dosis |
|---|---|
| 1. Tag | 3 x 1 Tropfen täglich |
| 2. Tag | 3 x 1 Tropfen täglich |
| 3. Tag | 3 x 2 Tropfen täglich |
| 4. Tag | 3 x 2 Tropfen täglich |
| 5. Tag | 3 x 3 Tropfen täglich |
| 6. Tag | 3 x 3 Tropfen täglich |
| 7. Tag | 3 x 3 Tropfen täglich |
| 8. bis 12. Tag | 3 x 5 Tropfen täglich |
| 13. bis 20. Tag | 3 x 8 Tropfen täglich |
| 21. bis 33. Tag | 3 x 13 Tropfen täglich |
| 34. bis 54. Tag | 3 x 21 Tropfen täglich |
| 55. bis 88. Tag | 3 x 34 Tropfen täglich |

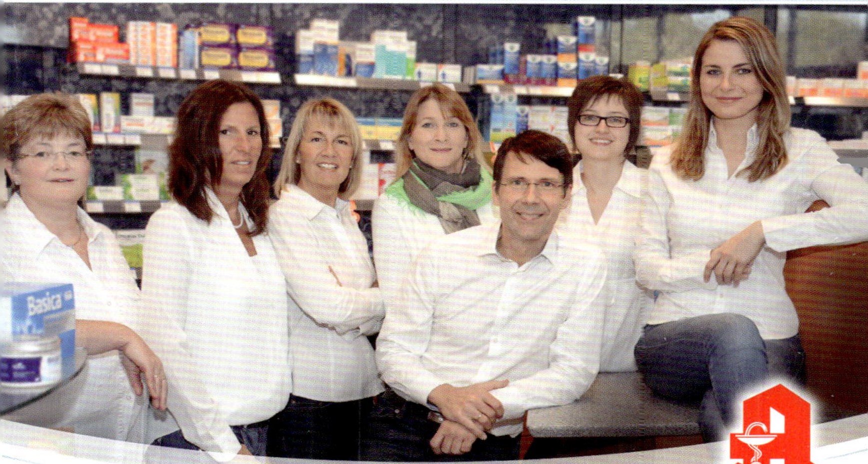

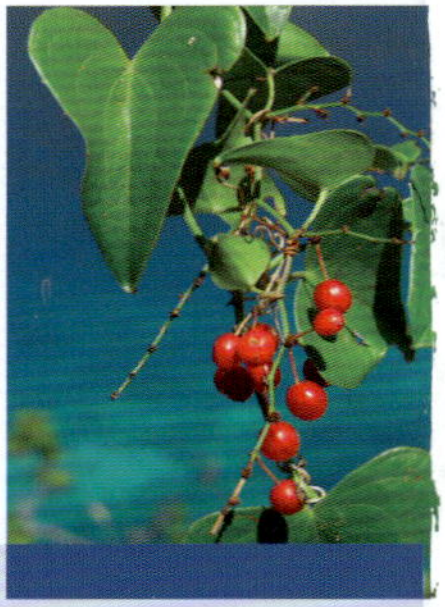

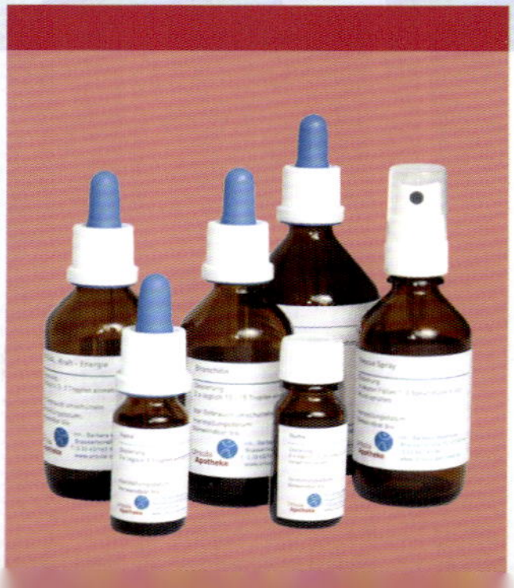